急性ギャンブル中毒の時代

自殺者3万人時代の検証

李達富《イ・ダルブ》

新幹社

はじめに

この本はいわゆる専門家や学識経験者によって書かれたものではない。そういう人たちがあまり行くことのないパチンコの世界の出来事を書いた第Ⅰ部と、介護の現場のルポ的な第Ⅱ部で構成されている。この本は私の職業体験に基づいて書かれている。パチンコファンから数百万人もの「ギャンブル依存症」者が生まれた経緯、そしてギャンブル依存症者から借金苦が原因で、数万人（累計）もの自殺者が出た経緯を書いたものである。

しかし、この経緯を明らかにすることはいくつかの理由で躊躇せざるを得なかった。パチンコ店経営者には在日朝鮮人・韓国人が多い。私がこの本で指摘したパチンコ業界の風営法違反は、在日も日本人経営者も同様に犯したものである。しかし、その風営法違反の事例をもって朝鮮人、韓国人バッシングの材料にする人たちも存在するかもしれない。そしてパチンコバッシングに利用する人たちもいるかもしれない。

さらに、戦後長らく庶民の娯楽であったパチンコがギャンブル化するきっかけを与えたのは業界の監督の任にあたる警察の関与であったというこの本での私の説明や指摘は公表されると、何らかの不都合が私に生じるという家族や知人の懸念があった。

私は第I部で、ギャンブル依存症が蔓延する過程での警察当局の責任を指摘しているが、このことには社会正義や権力批判といったようなものはない。わたしは社会正義をうんぬんできるような人間ではない。世の中に起こっていることをテレビや新聞、あるいは最近ではインターネットで知り、そして理解することが普通の世の中である。しかし、こういう普通の世界の理解の仕方では対象によっては、何も理解できないような世界が存在する。数百万人もの被害者を出したギャンブル依存症の問題がなぜ起こったかを説明、あるいは解明しようとした試みはまだ誰も行っていない。この本の価値は、その初の試みである点にある。ことギャンブル依存症の問題に関しては、いかに俗説が真実を見えなくしているかが分かっていただけると思う。

目次

I　社会とは

第一章　ギャンブル依存症と急性ギャンブル中毒

近年、「ギャンブル依存症」という言葉が新聞紙上をはじめとするマスメディアを賑わすことが多くなった。ここで「ギャンブル依存症」という場合のギャンブルとは何を指すものかは、一般的にはパチンコを指すようだ。しかし、「風営法」（風俗営業等の規制及び業務の適正化等に関する法律）下ではパチンコはギャンブルとして扱われていない。その第二条の七項では、「まあじゃん屋、パチンコ屋その他設備を設けて客に射幸心をそそるおそれのある遊技をさせる営業」と、パチンコ店を遊技施設として扱っている。警察の見解では、パチンコはギャンブルではなく風俗営業を行う事業所なのだ。

仮に、パチンコがギャンブルだとすると監督庁の警察は、現在全国に、一万店ものパチンコというギャンブル場の営業を認めていることになる。製造元はアルコール飲料（パチンコ）として出荷しているのに、販売者（警察）はそれをノンアルコールとして販売し、それを飲んだ人たちの間で多くの依存症者が生まれ深刻化する。その依存症の人たちをメディアは「ギャンブル依存症」と呼び習わしている。こういう風に言うとやはりどこかおかしい。

実態を反映して、単に「パチンコ依存症」か「ノンギャンブル依存症」と表現した方がいいかもしれないが、これではパチンコ以外のギャンブルを排除した形になるので、これも完璧な表現にはならない。競馬、競艇、競輪といった公営ギャンブルではかつて一度も「競馬依存症」や「競艇依存症」といった形で問題は提起されなかった。真のギャンブルである競艇や競輪に結びついた「ギャンブル依存症」問題がなく、ギャンブルでないとされるパチンコが「ギャンブル依存症」で問題とされる。

この小文はそのおかしさを指摘することを目的としたものではない。戦後、長らくパチンコは「映画」、「喫茶店」と並ぶ庶民の三大娯楽の一つとされた。私が一九八二年にパチンコ業界に入ったころ、パチンコファンは三千万人と喧伝された。その当時、パチンコと結びつけて「ギャンブル依存症」がうんぬんされることはまったくなかった。この三千万人というのは日本レジャー白書でいうところの参加人口のことで、一年間に一度以上パチンコをした人の総数である。二〇一七年現在では、この参加人口は一〇〇〇万人を切っている。パチンコファンが三千万もいた時には、「ギャンブル依存症」が問題とされず、パチンコファンが三分の一に減った現在、逆に「ギャンブル依存症」がクローズアップされるようになったこともやはり一見しておかしい。

二〇一三年に厚生労働省は国内のギャンブル依存症者を五三〇万人と報告した。この五三〇万人がすべてパチンコを発症原因とする「ギャンブル依存症」ではないとしても九割以上がそうだとすると五〇〇万人近い。その場合、現在のパチンコファンの二人に一人がギャンブル依存症者となる。一九八二年から二〇〇九年の間の二十五年間、パチンコ業界にいた私の実感からするとこの数値は妥当かどうかはともかく、違和感のある数値ではない。

一方、パチンコ機メーカー等三十六社の団体である日工組（日本遊技業工業組合）は国内のギャンブル依存症者は七〇万人とし、その説の普及に尽力している。この七〇万人説には、私には思い当たるものがない。ただ、この七〇万人説の背景にはパチンコ店の長期低迷があり、カジノ法案が国会で成立して以降、七〇万人説の普及が強まった印象が私にはある。日工組もカジノ推進派もギャンブル依存症者数を少なく見積もりたいという共通の思いと願いがある。五三〇万人説の数値の根拠は、おそらく複数の消費者金融からお金を借りている人の総数から割りだしたものではないかと思われる。耐久消費財が行き渡り、良質の衣料等が安価で購入できる今日、高い金利を払ってまでお金を借りる人は、海外旅行が目的でそうする人もいるだろうが、生活の困窮が原因と考えるのが筋である。生活の困窮は失業や病気で働けないから起こる場合もあるが、昔からギャンブルと借金は分かちがたく結びついていたものだ。

過去に、国会でパチンコがギャンブルであるか、そうでないかが質疑応答されたことがあった。警察官僚のその時の答弁は「パチンコはギャンブルではない、パチンコ店は景品や賞品として金銭を提供していない」からだとのことだった。この答弁は形式論理的には間違っていない。お客がパチンコ店でお金を使うのはそれより多くのお金を得んがためである。パチンコ店でパチンコ玉を購入してパチンコをするのと競馬場で馬券を購入するのは同じ目的の行為である。購入後、お金が購入金額（賭け金）以上に戻って来ることがあるのもまったく同じである。

パチンコがギャンブルでないとする根拠は、パチンコ店自体は賞品として金品を出していないからだとするものである。客は勝った場合、パチンコ店内で出玉を特殊景品（墨等）に替える。その特殊景品を店外の交換場（景品場）にもっていき、そこでその特殊景品をお金に替える。その交換場はパチンコ店とは別の事業主によって運営されているので、パチンコ店は無関係とする立場を貫ける。

要するにパチンコ店は金銭の提供に関わっていない、だからパチンコはギャンブルではないという虚構を維持するためにこの三店方式（業界用語：パチンコ店、交換場、特殊景品納入業者の三者）が生み出された。通常ギャンブルは多額の金銭の出入りを伴う。競馬や競輪で多額のお金を失い、そのため路頭に迷う人がいつの時代にも少なからず存在した。パチンコは長くそういう多額の金銭の損失を生むような娯楽ではなかった。数千円の元手で遊ぶような娯楽であった。遊んだ結果、その数千円を失う時もあれば、それ以上に戻る時もある娯楽であった。負けた結果、多くの借金をこしらえ、挙句は家まで失うような賭け事を私たちはギャンブルと呼んでいる。パチンコが他のギャンブルと同様に金銭の得失があってもその桁が小さいことが、パチンコを危険なギャンブルになることを押しとどめた。

金銭の得失の小ささがパチンコを庶民の「娯楽の王様」と業界が豪語した所以である。だから、パチンコを発症原因とする「ギャンブル依存症」が生まれるには、パチンコが単なる娯楽のレベルを超えてギャンブルとならなければならない。パチンコの歴史はそのギャンブル化の歴史でもある。因みに消費者金融の発展史はこのパチンコのギャンブル化の歴史と軌跡を同じくする。一九八〇年に遊技機メーカーの三共からフィーバー機が登場するとパチンコはこれまでの数千円の遊びから、数万円の遊びに使用金額（掛け金）的には飛躍した。遊技盤面上の回転ドラムの数字（他メーカーのセブン機と称するフィーバー機タイプではデジタル画面）が七七七と揃うと、大当たりとなり、一気に一万円以上の出玉を獲得できるフィーバー機の仕組みは爆発的な人気を呼んだ。

勝った場合の金額が高額化すれば、負けた場合の金額も高額化するのがギャンブルの常である。このフィーバー機によるパチンコファンの過熱ぶりをみて警察はその沈静化に乗り出した。フィーバー機の設置比率を全台数の三割までとしたり、大当たりが出た時の出玉数制限といった規制が行われた。

この規制によってパチンコはギャンブル化への全面化を免れたが、フィーバー機以前のパチンコの世界は過去のものとなった。しかし、フィーバー機の登場によって、これまでノンアルコールビールのようなものであったパチンコが普通のビールのようなものになる。ノンアルコールではアルコール依存症は生じないが、ビールは、他のアルコール度数の高い酒やウイスキーほどにはアルコール依存症を誘発しないが、常飲が起こりやすい。ニコチン中毒やアルコール依存症が当事者の経済的破綻を招来することは少ないが、パチンコの依存症はそうはいかない。フィーバー機にはまってお金に窮した人が消費者金融に足繁く通いだす。そうした人たちの間から自己破産したり、夜逃げする人も出てくる。しかし、この時期のそういう人たちの存在は、一九九五年を境におこったパチンコの本格的なギャンブル化に比べれば、あまり目立つものではなかった。私は「ギャンブル依存症」を次のように定義する。やめたくてもやめられない、生活の破綻（家庭生活や仕事を普通に営み、行うことができなくなること）が起こる、ギャンブルを続けるために借金を重ねる、長期的に症状が続く、である。借金を重ねるのは、親族や友人、知人からの場合もあれば、消費者金融から借りる場合もある。ギャンブル依存症のおかげで消費者金融が繁盛するのか、消費者金融網があるから依存症の発症、その持続を可能にするのかよくわからないようなところが一九八〇年代から九〇年代半ばに起きたことである。

しかし、一九八〇年に始まるフィーバーブームの時は警察の規制もあり、一九九五年以降のような数百万人単位の依存症者は生まれなかった。そのことを確認するには消費者金融の融資残高の推移と自己破産件数の比較によるしかない。八〇年代の自己破産件数は二万件を超えず、消費者金融の融資残高も二兆円を超えない。それがパチンコのギャンブル化の本格化が始まる一九九五年以降は融資残高、自己破産件数ともに二〇〇三年まで右肩上がりで増え続ける。ピークの二〇〇三年には多重債務者（五社以上からお金を借りている人）は二三〇万人、自己破産件数は二四万を超える。無担保の消費者金融の融資残高は一二兆円を超える。ヤミ金や担保ローンを含むと上記の数字はもっと膨れ上がることは言うまでもない。この多重債務者や非多重債務者のすべてがギャンブル依存症絡みではないが、かなりの割合を占めることは間違いない。そして、一九九八年から始まる一四年間の自殺者三万人時代はこのパチンコのギャンブル化と密接に関連するものだとするのが私の仮説である。

この仮説を説明するのに用いる概念が「急性アルコール中毒」から借用した「急性ギャンブル中毒」の考え方だ。アルコール依存症になる前に急性アルコール中毒で亡くなる若者が存在する。普段、アルコールになじんでいない人が宴席等の一気飲みで大量のアルコール度の高い酒類を短時間で飲み、そのため意識を失い病院で亡くなる場合があるのが「急性アルコール中毒」の症状だ。ギャンブル依存症でない人がギャンブルで短期間に借金をかかえ、その借金苦から自殺するケースが急性ギャンブル中毒だ。そして、後述するように、この急性ギャンブル中毒は九七年前後には一部のパチンコ店で導入が始まる裏モノ（業界用語）と呼ばれる違法のパチスロ機にはまった人々の間から発症する人が出てくることになる。

実際、パチンコ以外のギャンブルがもとで自殺する人はいつの時代、どの国でも存在する。株式投資も、その失敗がもとで自殺する人もいるので、投資はギャンブルを言いかえたものに過ぎないケースもあるが、ギャンブルは掛け金や、負けて失うお金が大きいほど借金は膨れやすくなるのは当然の理だ。公営ギャンブルは開催日や開催場所が限られている。毎日、公営ギャンブルでギャンブルすることは実質的には不可能に近い。ギャンブルが原因で、短期間で借金が膨れ上がるには毎日、身近に営業しているギャンブル場がなければならない。公営ギャンブルや宝くじは毎日行われていない。株式投資は、休日以外は時差で休日が異なる外国市場で株式投資を行えるので、そういう意味では短期間で急激に借金が膨れることもある。

パチンコは日本全国で、どこでも年中営業をしている。パチンコ店だけは毎日、身近なところで営業しているので負けが込むと借金が膨れ上がる場所、機会となる。しかし、フィーバー機以前のパチンコは一日数千円の世界で、フィーバー機以後も多くて数万円の世界に留まっていた。一日、数万円でも一〇〇日負け越したら数百万になるが、現実的にそういうことが起きる蓋然性は一九九五年までのパチンコの世界では低かった。このことは後でもう一度説明する。一九九五年以降のパチンコは庶民の娯楽場から常設で毎日営業のギャンブル場と変わらない世界に変質した。日本全国で、万単位の店舗数で展開するミニ・カジノと化した。このパチンコのギャンブル化によるミニ・カジノ化はあることがきっかけで起こった。

パチンコのミニ・カジノ化によって一気に借金が膨れ上がった人たちの多くが多重債務者に転落し、その人たちのある者は自己破産申請を行い、ある者は夜逃げをして行方をくらまし、ある者は自殺を選んだ。急激に増えた借金苦から自殺した「急性ギャンブル中毒」者と「ギャンブル依存症」者の大量発生はともにパチンコのギャンブル化から生じたことを仮説として説明（証明ではない）しようと試みたのがこの小文の目的である。

しかし、その意図はパチンコをギャンブルとして指弾することではなく、パチンコのギャンブル化を押しすすめるきっかけを作った人為的要因を指摘し、批判するところにある。交通事故による死者が世界中で毎年一〇〇万人に上る。そのことでもって車を廃止しろという声は起こらない。文明の利器の副作用として交通事故死が容認されているわけではないが、この世に存在するものには利便性や経済的理由その他でその負の側面が容認される事例が幾つかある。

アルコールやたばこが人の健康に与える影響は大きい。しかし、愛煙家や愛飲家にとってはたばこや酒は生きる喜びと結びつくこともある。ギャンブルもそうである。その副作用や負の側面を合理的理由で批判できても、当事者にとってはやめられない人間的真実がある。

社会からの疎外感や自身に向けられた破壊衝動のようなものがそれらに該当するが、その二つの外在的、内在的理由だけでもって依存症を説明できないことは言うまでもない。酒、たばこ、ギャンブルは供給が需要を生む典型的なニーズだ。そのため、たばこや酒にはニコチン含有量やアルコール濃度の規制がある。そのことによって依存症化をある程度抑制する。

パチンコも規制の力で長らくギャンブル化への傾斜を押しとどめられてきた。その規制がなし崩しになった時点でパチンコのギャンブル化は起こるべくして起こった。私はパチンコのギャンブル化を批判するものではない。前述のように、日本社会にはギャンブルが溢れており、その効用も指摘できる。しかし、ギャンブルの負の側面は大きい。私の意図するところは庶民の半ば健全な娯楽であったパチンコを不健全なギャンブルに変えてしまった経緯や背景を指摘、説明することにある。

私がパチンコ業界に足を踏み入れたのは岳父が岐阜市のロードサイドで始めたパチンコ店がきっかけであった。前述のように一九八二年のことである。その頃は第一次のフィーバーブームが沈静化していた頃である。射幸性の高さが問題視されたフィーバー機の設置台数を総台数の三割とする規制が行われていたころである。しかし、フィーバー機の台数規制は逆にパチンコ店に長期安定的に多くの客を集めることを可能にした。お金をたくさん使うフィーバー機の三割規制によって短期間で客を痛めつけるような事態の回避が結果的にはできたからだ。

いくら客からすればおいしい、店から言えば儲かるからといっても大衆レストランが数万円の料理だけしか出さなかったら長期的にはそのレストランにはたくさんの客が集まらないのと同じだ。フィーバー機以外では権利物や羽根物、普通機と呼ばれる機種が客のさまざまのニーズに対応し、ギャンブル的要素と娯楽要素がうまくかみ合ってパチンコは誰でも気軽にかつ手軽に楽しめる半ば健全な娯楽であることを維持できた。

私が経営に携わったパチンコ店は駐車場を完備し、娯楽の少ない地方都市の郊外地区にあったので、連日、多数の老若男女の客が詰めかけた。大都市部に比べて女性でも出入りできる場所や娯楽施設がほとんどなかったので女性客の比率が相対的に高かった。田舎ですることがなく、みな大きな持ち家に住んでいるので、住居費やローンが不要な人たちが多かった。私は二十年間、店頭に立って客と接していたので多くの客の事情を多少なりとも会話を通じて知ることができた。パチンコが好きという面とパチンコぐらいしか余暇にすることがない人が多かった。

パチンコ用語説明

権利物　特定の入賞口に玉が入ると、その玉に連動した形でアタッカーと呼ばれるところが玉の受け皿のように開く仕組みのタイプ。アタッカーが時間の経過で閉まるタイプもあればアタッカーが開いている間の入賞個数で閉まるタイプがある。

羽根物　遊技台盤面中央の飛行機を模した役物と呼ばれるパーツのVポケットに玉が入ると、役物の羽根が一八〇度水平に開く仕組みの機種。

普通機　オール一〇の普通機と言えば、どの入賞口に玉が入っても一〇発の戻りがあるタイプ。他にオール一三タイプやオール一五タイプがある。

プロ　パチンコ店で勝ったお金を生活費として暮らす人のこと。就業状態にない人や正規の仕事を得られない人が多い。現在のパチンコは大当たりの確率の世界のため、技量や年季がほとんど勝率に反映されない。フィーバー機（セブン機）以前のようなプロはほとんどいない。フィーバー機以前は、遊技台の出玉率の調整を、遊技機盤面の入賞口の上の左右の釘の幅を調整することによって行っていた。そういう微妙な調整は年季のいったパチンコファンはある程度見分けられた。釘の調整の見分けや各台の性格（同じような釘調整をしても出にくい台や、出やすい台があった。遊技台の設置勾配も玉の出に影響する）に通じたファンが勝ちやすいようなところがあった。フィーバー機以降は勝敗の行方は確率の世界に移ったので、かつてのようなプロは激減する。このことを別の面から言えばフィーバー機以前は、パチンコ店によく出入りする人が勝つ確率が高いので、その人たちからは借金する人や生活破綻に陥る人は少ない。不安定な確率の世界である現在のパチンコでは、パチンコ店によく出入りする人は負けが込みやすい。その負けの累積額が人によっては依存症へと突き進ませる。

そういう常連客の多くはほぼ毎日、店に足を運んだ。しかし、その人たちは今で言う「ギャンブル依存症」とはまったく様相が異なった。ひと月で何十万も負けるような深刻なケースが少なかったからだ。羽根物や普通機で遊んでいる限り、一日で万単位のお金を負けて失い、そういうことが何日も続くということは原理的にあり得なかったからだ。羽根物や普通機は玉が出たり入ったりし、その間、追加のお金の費消が起こらなかった。運がいいと最後は数千円程度のお金を手にすることができた。このタイプの機種が好きな客は朝の開店時から店に押しかけた。羽根物や普通機にはフィーバータイプのような大当たり確率の世界の不確実さはなく、パチンコの技量と年期によってプロとして生活費を稼ぐ人も少なからずいた。奥さんと幼い子どもを横に座らせてプレーするプロもいた。

　この当時のフィーバー機は連続の大当たりがあまりなく、ダブルという二回連続の大当たりがたまにある程度だった。基本的に大当たりが一回で終わり、その一回終了ごとにカウンターへその出玉を持って特殊景品と交換し、店舗の外にある換金場でその特殊景品を現金に換える。その後、そのまま帰る人もいれば、再度プレーを続ける人もいた。この大当たり一回ごとに出玉を景品に替えるやり方は客を保護するためではなかったが、持玉化（大当たりの出玉をそのまま用いてプレーを続けるので、勝った場合に手にするお金は一〇万単位となることもある）によるギャンブル化以降のパチンコと比べて勝った人と負けた人の差は大きくは出なかった。パチンコが持玉制に移行して以降は勝つと四〇万、負けると二〇万がおよその勝ち負けの最大値だが、この場合、その差は六〇万となる。

　パチンコで勝った場合の手にするお金の高額化は負ける人の数が増えるか、一人当たりのその金額が高額化することによってしか相殺できないので、大当たりごとの出玉の交換制は結果的にパチンコの過激化を防いでいたといえる。

　依存症の発症には借金がつきものだが、この段階では、借金を重ねてまでしてパチンコ店に足を運ぶ人はまだパチンコファンの間では少数派であった。私はこのころ、一度だけ、サラ金に手を出して失踪した人の行方を捜すための捜査で警察の訪問を受けたことがある。差し出された写真の男は店の常連であった。サラ金以外の理由で失踪した人の関係者には四人ほど訪問を受けたことがある。嫁や妻が店員と駆け落ちした人の配偶者や親族だ。その内の一人は、奥さんと連日、店にきてパチンコを楽しんでいた。その四十代で子どももいる奥さんが店の二十代の男性と駆け落ちした。もう一人の店員は、まさかと思うぐらいの醜男であったが、田舎の因習的で退屈な日常生活から連れ出してくれる男性なら誰でもよかったのかもしれない。

店員が客の女性に近づくきっかけはこうだ。客の遊技台の盤面の釘の間にパチンコ玉が引っかかると、お客は遊技台上のライトの押しボタンを押して係員を呼んで対処してもらう。通常、玉の引っ掛かりに対しては店側のルールとしてチューリップと呼ばれる入賞口にサービスとして玉を入れる。玉を入れるとその入賞口は次のパチンコ玉を受け入れやすくなるように一二〇前後開くので、そのチューリップの開閉の一回で三〇玉前後（一二〇円分の貸玉料金）が出ることになる。その際、係員は呼んだ人が目をつけている女性なら店側のルール以上に過剰なサービスを行って女性の気を引こうとする。その過剰のサービスを女性によっては、自分への親切、好意として受け止め疑似恋愛の感情の兆しが芽生え始める。そうなると後は早い。セックスが不足気味や途絶えた夫婦関係にある女性では乾燥した山林に火を放つようなものだ。一気に燃え上がる。

逆に駆け落ちしてきたカップルの逃避先としてパチンコの寮がよく利用された。当時のパチンコ店は二階に寮を完備していた。かけ落ちしてお金も行先のあてもないインスタント夫婦（業界用語）が夫婦を装って入寮した。当時のパチンコ店では面接のその日に入寮でき食事にありつけた。寝具、テレビ、風呂（共用の場合もある）が完備していたので身一つでやってきてその日から生活できた。駆け落ち相手の女性が美人だと寮の他の男に狙われていると思い、また逃げるケースも多い。自分のしたことは他人もすることをよく知っている。こうしてパチンコ店の寮は全国で一〇万人単位の住む場所を喪失した人を受け入れた。他に行き場のない国内難民のような人びとを長年受け入れた。

八〇年代後半から九〇年代にかけて多くのパチンコ店の勤務体制が変わり、通勤者を主体とした従業員制度になった。パチンコ店から寮がなくなると、ほぼ同時に日本全国でホームレスの問題が初めてマスメディアでクローズアップされる。

パチンコ店には暴力団員もやってきた。客とのトラブルで暴力団関係者に呼び出されたことがある。指定された場所の喫茶店に行くと、二人の男が椅子に座って私を待っていた。名刺の交換をした。短パン姿の義眼の男性は稲川会系の組長だった。もう一人はトラブった客が相談に行った人で、金融業を営んでいた。差し出された名刺にはその組長の組の相談役とあった。金融業者は小柄な人で威圧感はなかったが、やくざ映画のやくざを真似たようなしゃべり方をした。その演技じみたしゃべり方におかしさを感じる余裕はあったが、その人の横に座った組長は県下最強で武闘派と知られた人だった。その組長も威圧感は与えなかった。私のような一般人を相手にして威圧をかけるような人ではないことは見て取れた。その間、一言もしゃべらなかった。金融業を営む相談役は貸したお金の取り立てに、その組の相談役の肩書きを利用するのだろう。毎月いくらかのお金を肩書き代として組長に払っているのであろう。話し合いが不調に終わり、帰る時に、私はほっとはしなかったが、組長は堅気の青年相手のそういう場が苦手のようで役目が終わってほっとした感じがあった。

国税局の人もやってきた。国税局の人は馴染んでいる一般企業の経理と異なるのか、パチンコの売上と支出の差額の計算方法（この差額が分からないと脱税額が確定できない）が分からなかったので、私に逆に聞いてくる始末だった。私もよく理解できていないことをうまく説明できたわけではないが、その査察官の責任者は私の拙い説明を聞いて「あなたの説明を聞いてよくわかりました」とまんざらお世辞でもないような言い方をした。脱税の事実やその額を事前に把握してきたわけではなく、パチンコ屋は皆脱税しとるやろという想定、あるいは前提の強制の見込み査察だったが、パチンコ屋に限らず、どこでも誰でも強制査察に踏み込まれれば多少のボロは出る。その時は、国税局は手土産に三〇〇〇万円ほど持っていった。

客とのトラブルは日常茶飯事、暴力団の金品強要は年二回前後と盆暮れのお中元、お歳暮並み、国税局の査察は一〇年に一回の天災レベル。

天災に備えて国税局の査察に強いと評判の税理士を紹介してもらった岳父はその税理士を顧問に迎えた。その税理士には規定外の出費も惜しまなかったが、逆効果だったようだ。「天災」にはほとんどなす術がないようにまた国税局はやってきた。今回はしっかりと取られた。国税局に強いと言われたその税理士は他の顧客には査察が入らないように、「ここは踏みこんでも大丈夫、取れる」と税理士と顧問契約を結んでいる人や事業所の中からいけにえとして誰かを国税局に司法取引のように差し出す人であったようだ。その人はその後、急逝した。国交のない北朝鮮系の金融機関や国営の郵便局に預けられたお金には国税局も手を出しにくいと聞いたのはずっと後のことだった。融資の見返りのない郵便局にお金を預ける人の中には、そういうことがメリットになった人もいるかもしれない。

客とのトラブルや、やくざの出入りなど神経をすり減らす毎日であったが、そんなことは振り返ってみると商売が繁盛してのことであった。やがて、パチンコ業界をひっくり返すような事態が起こる。その事態の顛末の結果、パチンコはその歴史上初めて本格的なギャンブルとなり、その過熱ぶりは私が命名するところの「急性ギャンブル中毒の時代」を生み出す。その事態とはパチンコ店のカード化である。

パチンコをするにはお客は店側からパチンコ玉を先ず購入する。パチンコ玉自体を購入するわけではなく、それを使ってパチンコをするので、店側としては玉貸しと呼ぶものである。この玉貸しは遊技台と遊技台の間に挟まったサンド（業界用語、サンドイッチから由来）に現金を入れ、出てきた投入金額分のパチンコ玉（一玉四円）で遊技をする。この手順を、現金を使わずにカードにしようとしたのがそもそもの始まりである。

パチンコ台の前の椅子に座ったままサンドに現金を入れてパチンコをすることにお客も店側にも何の不都合もなかったが、カードを使ってもらうカード会社には大きなメリットがあった。お客が五〇〇〇円カードを購入してそれでもってパチンコをした場合、そのカードを使い切ることがなくともカード会社にはカードの額面の一%、五〇〇〇円カードでは五〇円がパチンコ店からカード会社に支払われることとなる。このカード化の構想が具体化した一九九四年から九五年にかけてパチンコ業界は市場規模が三〇兆円と喧伝されていた。この市場規模三〇兆円は、実際の売上というより貸玉金額の総額で、その貸玉金額から客への還元分を引いた実際の売上はその二割前後の五～六兆円になる。貸玉三〇兆円をカードですべて行えばカード会社には三〇〇〇億が入る算段であった。要するにパチンコ店の上がり（貸玉－還元分＝五～六兆円）の二割を寺銭としてよこせと言う暴力団まがいのことを三井、住友といった日本を代表する商社が警察のバックアップを受けてパチンコ業界に押し付けたのがカード化構想であった。

パチンコ業界への利権漁りに参入するきっかけとしてカード化を押し付けてきたのだ。山崎豊子の小説「不毛地帯」では主人公に商社の国家的使命を語らせるところがあるが、その小説から二〇年、バブル経済崩壊で痛手を蒙った大企業に国家的使命を語る余裕はなくなった。手っ取りばやく金儲けができるとしてパチンコ業界に手を突っ込んだ。そのカード化を推進するカード会社として新たに設立された「日本レジャーカードシステム」の大株主には、三菱商事、ＮＴＴグループと共に、警察ＯＢを中心に運営される「（株）たいよう共済」が名前を連ねる。

しかし、このカード化を押し進めようとしたのは商社や警察だけではなかった。多店舗展開をその時点で行っていた業界人やこれから多店舗展開を考えていた人たちがカード化構想に積極的な姿勢を見せた。業界紙レベルの情報で言うと、「宇宙」という屋号で関東に多店舗展開を行っていた松岡商事がその代表的な旗振り役であった。東海地方限定の中日スポーツにも店長の求人を出すほどに松岡商事の店長は長続きしなかった。当時三十数店舗を展開していた松岡商事は営業後、店長はその日の売上金を本部にもっていかなければならなかった。本部に近い店長はまだしも、本部から遠い距離にある店舗の店長は大変であった。売上を持ち逃げされたり、ごまかされたりすることが多いので、そのような慣行になったのであろう。実際、売り上げ自体をごまかすのはオーナーだけではなかった。サンドに繋がっている通信配線を外せば、その台から上がる金額分は管理者なら誰でも懐にすることができた。カードシステムでは各店舗のその日の売上記録はカード会社に一元的に管理されるので、誰であれごまかすことができなかった。フィーバー機の登場でパチンコは射幸性を大幅に増し、年ごとに市場規模が拡大した。この拡大期に店舗網を広げたい人にとって、売り上げのごまかしができないカードシステムは渡りに船だった。

パチンコは供給が需要を生む典型的な産業で、店舗網の拡大はオーナーの意思の問題であった。一般企業が参入しない特殊性を持ったパチンコ店の経営は老舗といった伝統や、技術革新、オペレーションの複雑さとは無縁の単純な日銭商売と同じ原理で運営できた。供給が需要も生む限り、マルハンやダイナムは短期間で店舗網を膨張させることができた。

一方、他人のごまかしは許さないが、自分のごまかしは例外と考えるオーナーにとってカードシステムは懲罰的なシステムであった。そういう人たちはカードシステムの導入の反対派に回った。同じ業界の人間が売り上げのごまかしができないという一つの原理を巡って二分されるという珍しい展開になった。そして、推進派が勝った。

パチンコ店は警察からにらまれたら何もできない。推進勢力の警察を敵に回してまでしてごまかしにこだわることはできなかった。しかし、カードシステムは、その導入に際しては設備投資やカードシステムに対応した遊技機であるＣＲ（カードリーダー）機の設置費用として数千万から億単位の資金を要するので、その負担の重さで経営が傾く店舗も続出した。

業界紙で警察の推進理由とされたのは、脱税の防止と北朝鮮への送金のストップであった。しかし、パチンコ業界のオーナーの民族構成は日本人の経営者は三割、中国系一割、韓国系四割、北朝鮮系は二割というのが長年の通説であった。「北朝鮮への六〇〇億の送金をストップする」といった名目を思いついた人は、パチンコ店のオーナーは皆北朝鮮系の人間だと思っていたのか、北朝鮮系以外のオーナーも北朝鮮に送金すると考えていたのであろうか。そもそも、六〇〇億ものお金を、外為法違反を犯さずに送金できるものなのであろうか。

そういう名分は外為管理に従事する人々の無能をなじるようなものだが、どこからもその名分に異議や抗議は出なかった。脱税は民事の世界のことであるのに、警察が介入することのおかしさを指摘することも業界内部からは起こらなかった。当時の遊技組合の理事長の柳氏はカードシステムの反対派で同氏は総連系の人士であったが、カード推移派は新たに組合（全日游連）を作ってカード化の推進を図る。九四年には北朝鮮の核開発（巨額の資金を要する）の問題が浮上するが、組合内の推進派を援護射撃するために警察が北朝鮮送金ストップ説を流布させた可能性が高い。しかし、今となってはすべて闇の中。ただ、業界内部の反対派には他の省庁に比べて天下り先が少ない警察が天下り先の確保としてカード化を推進したという声が大きかった。

当初は遅々として進まなかったパチンコ店のカード化は、警察の積極的な働きかけもあって九五年から九六年にかけて全国のパチンコ店にカードシステムが普及し始める。しかし、普及とともに想定外や予想外のことが起こる。ひとつは偽造カードの蔓延である。五千円の偽造カードをA店で使い切ると、偽造カードであってもA店には五千円の売り上げが生じ、カード会社にはその五千円分が損失として生じる決裁システムであったため、偽造カードの蔓延はカード会社に巨額の損失を生じさせた。一〇〇〇億前後の損失をカード会社は被る。「暴対法」の施行で資金源が細る暴力団にとって偽造カードは助成金のような役割を果たした。当時、一部の週刊誌では歌舞伎町のパチンコ店で、偽造カードで荒稼ぎする中国人グループの存在の報道もされたことがあった。

もう一つの想定・予想外はパチンコ店から客足が遠のいたことである。警察はパチンコの射幸性（ギャンブル性）の高さが誘因となって、パチンコにのめり込み、中にはそのために借金までする人がいることをよく知っていた。カード化の前に射幸性（大当たりの連続回数）の高い現金機は市場から全面的に撤去された。カード化に対応した当初のCR機は大当たりの連続性が、撤去された現金機に比べて低い仕様になっていた。つまり、カード化以前とカード化当初は、警察はパチンコファンが過熱化しないように従来のギャンブル性抑制策を堅持していた。しかし、この抑制策はカード化当初にはパチンコ店にとってもカード会社にとっても深刻な客離れという結果となって現れた。

カードを使ってパチンコをするということも従来のパチンコファンの離反を招いた大きな要素だった。客からすれば現金をサンドに入れてパチンコをすれば済むことなのに、まず券売機でカードを買ってそれから遊技台に座り、買ったカードをサンドに入れてパチンコを始めるという面倒くささや、カードの未使用分が発生すればそのまま死蔵したり、カードを紛失することもあるのでカードを使ってパチンコをすることを嫌がった。

一九八〇年のフィーバー機登場以来、ほぼ右肩上がりに成長してきたパチンコ業界はここにきて初めて未曾有の危機に直面した。この一九八〇年から一九九五年にかけての成長はパチンコがもつ本来の娯楽性を生かした射幸性の低い機種と射幸性を持った機種の組み合わせによってファン層のすそ野を広げていくことができたからだ。それがカードシステム用のCR機の不人気とカード自体の不人気で一気に、一九九五年以前は三〇〇〇万人もいた参加人口が一九九八年には二〇〇〇万人を切るまでに減少したのだ。三年間で一〇〇〇万人ものパチンコファンがパチンコから足を洗ったのだ。

その事態に慌てふためいたのはパチンコ店だけではなくカード会社も同様であった。このままでは三千億の寺銭だけでなく、会社の存続自体も危ぶまれたからだ。客の数が急激に減ったパチンコ店はカード会社よりもっと深刻であった。カードシステム導入のために数千万から億単位のお金をかけたのに、そのお金を回収する前に、新たに導入したカードシステムの面倒くささや肝心のCR機の不人気で客がとんでしまったからだ。そして、実際に千単位のパチンコ店が営業の不振から休業や廃業に追い込まれてしまった。この激震はパチンコ店を主な融資先にする民族系の金融機関に及んだ。公的資金の三千億を注入された京都朝銀は二次破綻する。このパチンコのカード化をきっかけにして業界を襲った激震に対してパチンコ店側はなりふりをかまわない手段で乗り切ろうとする。パチンコ店の営業を縛っていたさまざまの規制を自主的に無視しだしたのである。

パチンコ店は警察の監督下、さまざまの営業上の規制を課せられている。この規制は擬似ギャンブルであるパチンコに健全な一般市民が夢中になる余り仕事や家庭生活に支障をきたすことがないよう、のめり込みを防ぐために設けられていた規制である。カード化のために沈没しかかっている船で、人を押しのけてでも自分だけは助かろうと、救命ボートに乗り込むのに遠慮は無用かのごとく多くのパチンコ店、特に有力店舗が規制を無視しだしたのである。

窮鼠猫を噛むとはこのことだが、しかし、今や鼠と猫は呉越同舟であった。警察はカード化以前なら許容されなかったようなこのパチンコ店の動きを黙認、あるいは追認しだす。この黙認はパチンコ店のためというよりはカード会社存続のためであった。パチンコ店がつぶれてしまったら元も子もなくなるからだ。しかし、一般市民でもあるパチンコファンの保護を犠牲にしてカード会社の保護に走ったことは風営法の精神に反し、パチンコ店のギャンブル化の本格化を招来することになる。公営ギャンブルの開催が正当化されるのは、ギャンブルへのニーズが暴力団等に悪用されないようにするためである。ギャンブルへのニーズを利用した違法な賭博で一般市民の被害を出さないようにするためである。そのため、公営ギャンブルは日時や開催場所を限っている。日時と開催を限定することによって公営ギャンブルは多数のギャンブル依存症者の発生を未然に防いでいる。大きく負けて翌日にその負けを取り返そうとしてもほぼ物理的に不可能である。次の開催日までには冷静さを取り戻す。パチンコ店は全国どこにでも身近に存在し、休業日も少ない。日を置かず負け続けることが可能な場である。数千円単位の負けを繰り返しても急激に借金は膨れ上がらない。しかし、数万単位を負け続けると借金は膨れ上がる。こういうことが起こらないようにするためにパチンコ店は営業規制だけでなく、遊技機の仕様でも規制がかけられていた。大当たり時の一回当たりの出玉数を限るとか、大当たりの連続回数を限るといった風に。大当たり時の一回当たりの出玉数を限らないと、それだけ射幸性が増す。

賞金や賭けの配当金が大きくなればなるほど、その大きさに多くの人が惑わされる。配当金の大きさは負けた人の多さと比例する。

パチンコでも勝った人の金額が高額化すればするほど、負けた人の金額も高額化する。警察の規制の主旨はパチンコが他のギャンブル並みに勝ち負けの金額が大きくならないようにすることであった。しかし、カード会社の存続のためにはそういう悠長なことは言っておれなくなった。客が戻るなら、あるいはこれ以上の客の減少を防ぐことができるならば、なんでもありの様相を呈するようになった。こうして当初のCR機の大当たりの五回連続の限度も取っ払われた。

両親がパチンコに熱中するあまり、駐車場の高温化した車内に放置された幼児が亡くなるケースが相次いだ時に、警察よりのカード化推進派はこのような悲劇が起こらないようにするためにパチンコの射幸性を抑える必要性を訴えた。その結果、パチンコファンの減少が起こるとそういう過去の言動は皆忘れたのか、どうでもよくなった。パチンコ店側も足並みをそろえたわけではないが、規制をなし崩し的に無視しだす。

客の減少が叫ばれる中、パチンコ店の多くが営業時間の拡大や、休業日を減らし始める。AM十時の開店が九時となり、PM十時の閉店が十一時となった。月数回の休業日が一回からまったくなしになった。こういう営業時間の拡大は普通の勤め人のパチンコファンには特に恩恵をもたらしたわけではないが、依存症化する前段階のマニア化したパチンコファンには歓迎された。そうした営業時間の拡大化は出玉の持玉化がきっかけでもあった。

当初のＣＲ機は射幸性が乏しく、朝早くに店にやってくるファンはそう多くはなかった。そこで店側は従来の大当たりごとに出玉を替えてもらうやり方を開店一時間は、大当たり終了後もその出玉でプレーすることを認める店内ルールに改め、これを業界はモーニングサービスと称した。この当時、大当たりの出玉を一回ごとに特殊景品（換金用の景品）に替えると貸玉金額では一万円分の出玉が六〜七千円に減価した。この出玉を特殊景品に替える際に適用される交換率は大体どのパチンコ店でも六〜七割であったからだ。再度、遊技する場合は新たに玉貸し機で玉を購入してプレーをしなければならないが、持玉制だと新たに購入することは不要で、客からすればその分出費が抑えられた。このモーニングサービスの時間の持玉制はパチンコファンには大いにアピールした。カード化を機に去っていた客は戻らなくとも、市場に残ったパチンコファンの来店頻度がこのモーニングサービスを機に高まった。

そして開店一時間のモーニングサービスは二時間となり、やがて営業時間全体に適用され、その流れの中で営業時間の拡大が起こってくる。持玉制と営業時間の拡大はパチンコファンの一部を一日中パチンコ漬けにする（ことを可能にした）。一回交換制だと長くても数時間、あるいは昼間の時間帯、勤務後の数時間と限定されたパチンコの楽しみ方が、朝からパチンコ店に行き、営業終了の時間までパチンコ店で過ごす（食事や休憩で中断）人が出始める。

この長時間をパチンコ店でプレーに費やすことは、持玉制によって金銭の追加費消が人によっては起こらなかったから初めて可能となった。また長時間のプレーを意に介することなく何時間もパチンコ店に居続けたのは、プレーの継続がさらなる出玉の獲得につながったからである。あるいはそういう期待で何時間も何時間もプレーし続けた。プレーし続けることで出した分を最後にはすべてを失ったり、一部を失うことも多かったが、場合によっては一〇万前後の出玉を得ることもできたからである。

こういう持玉化によって生じた射幸性はパチンコファンの一部をマニア化から依存症化へと進ませる背景となる。持玉化によって客の追加の金銭支出が不要になれば、売り上げは、本来は増えない。しかし、現実は逆のことが起こる。持玉制によって一人当たりの消費金額が増え始めたからだ。大当たりで獲得した持玉がなくなっても再度、お金を使ってプレーを続ける人や、大当たりを引くまで粘る人が今まで以上にプレー時間とお金を使うようになったりするからである。こうして実際は持玉制によって勝つ人と負ける人の差が大きく出てくるようになる。そして一回交換性より、負けた場合の金額は大きくなる傾向が定着する。まわりに出玉を積んだ人を見れば、やめようと思った人でもまたやり始める人が出てくるからである。店側はそういうパチンコファンの心理を大いに利用した演出を始める。出玉をプールするプラスチック製の箱（業界用語ではドル箱）の底をかさ上げすることによって、従前の箱なら二箱で収納できるのを三箱要するようにして、積んだ時の視覚効果を高めた。

実際、こういうことを最初に始めた店はその演出が大いに奏功し多くの客を集めた。持玉制とそれと結びついた演出はプレーをやめるタイミングを見失わせたり、ずるずると惰性的に続ける、そしてそのことによって使うお金も増えて何ともならん人もより多く出てくる。

元々、パチンコファンは低所得者層に多い。現在の喫煙者もそうであるように低所得者層では気晴らしの手段が限られている。特定の気晴らしに傾斜しやすい傾向性（依存症化）

が他の所得層に比べて高い。低所得ゆえ、パチンコで負け続ければ借金に走る人も出やすい。持玉制がそういう人たちによりアピールしたことはまちがいない。しかし、持玉制によって依存症者の大量の発生を説明するには限度がある。他の規制の撤廃も大いに依存症化への道を切り開く。

パチンコファンの集客で最も効果が高いチラシ広告は組合の自主規制という形で、カード化以前は新台入替時の広告に限られていた。新台入替を伴わないチラシ広告は「から打ち」とよばれ自主規制されていた。この組合の自主規制は警察の意向を反映したものだ。それが「から打ち」を行う業者が増え始めてもどこからもお咎めはこない。イベントと称し、「今日は七のつく日」などと謳ってチラシ広告を打つことが普通に行われる。パチンコは金銭の得失が絡むのでファンは群集心理に陥りやすい。チラシ広告で煽られてパチンコ店に来る人は多い。負けが込んでいる人もチラシを見て、今度こそはと奮い立つ。パチンコから足を洗うタイミングがチラシ広告の自由化によってますますむつかしくなる人が出てくる。本格的なギャンブル依存症時代の始まりである九六年から九七年にかけてはインターネットを利用したメール配信も始まる。このインターネットの活用とおりしも登場したコンサル集団はギャンブル化、依存症化の道をひたすら突き進むパチンコ業界のその歩みをさらに加速化させる。パチンコ店のコンサル（業界用語）は一般企業のコンサルタントと異なり、何ら専門的な技能や資格を有する人（たち）ではなく、メール配信や、派手なうたい文句のチラシ作成、店内ポップを作成して来店を煽るだけ煽った。

依存症化したパチンコファンは、ガンの進行で絶望的になり、効くと聞けば何でも信じたい、あるいは信じるような精神状態に置かれる。広告や、宣伝を真に受けてパチンコ店に何度も足を運び、その店で負け続けたらまた別のパチンコ店に行くようなことを繰り返した。公営ギャンブルでは負けても次の開催まで中断があるので冷静さを取り戻せる可能性があるが、パチンコはそういうわけにはいかない。

パチンコの場合は他のギャンブルとは異なり、ギャンブル化と依存症化が手を携えるかのように同時進行した点に特徴がある。ニコチン依存症やアルコール依存症はギャンブル依存症ほどには金銭負担を生じさせない。たばこを吸い続けるために、あるいは焼酎を飲み続けるために借金を重ねる人は少ない。ギャンブル依存症者はギャンブルを続けるために借金を重ねる度合いが高い。借金は本人だけでなく、まわりの人間も巻き込んで苦しめる。警察がパチンコはギャンブルではないといった実質的内容は、たばこやアルコールのようにパチンコ好きが昂じて借金してまでするようなケースが比較的少なかった時代が長く続いたからだ。

パチンコのために仕事を休み、あるいは仕事をしなくなったために収入の道が途絶えた人が生活費のためにお金を借りるケースや、生活費を超えたお金をパチンコで失ったために借金に手を出すケースがそれまでもまったくなかったわけではない。しかし、そういったケースは例外的な部類であった。その理由はパチンコで数百万もの借金を重ねるような支出がギャンブル化以前のパチンコ機やパチスロ機では物理的に難しかったからだ。

営業時間の拡大、チラシ広告の全面解禁に続いて、パチンコのギャンブル化に拍車をかけたのは「等価交換」と呼ばれる換金率の変更であった。それまでは、店によっては多少異なったが、貸玉金額一万円に相当する出玉は換金すると大体六〇〇〇円に減価した。この場合、交換率は六割である。等価交換はこの交換率を一〇割にしたものである。この交換率の変更によって六〇〇〇円が一万円になった場合、交換率の変更だけで従来に比べて七割近い獲得金額のアップになる。このアップ率が射幸性に繋がるのは言うまでもない。そして、警察はその事実をよくよく弁《わきま》えていた。だから、カード化以前に等価営業を認めることはなかった。交換率を六割にすると出玉率（一〇〇玉弾いて一四〇玉戻る場合は、出玉率は一四〇％）が一四〇～一五〇％で採算が取れた。交換率六割で出玉率が一四〇％の場合、お客への還元率は八四％となり、一四％はパチンコ店の粗利となる。このように交換率を低めに設定すると、出玉率を高めにすることができ、そのことによってプレー中のお客の金銭負担を軽減化でき、ファンを金銭的に傷めつけないような機能を果たした。等価交換だと九〇％の出玉率が実質上の限界である。均すと等価営業だと出玉率一四〇％営業の六割増しに近いお金の使い方になり、これまで一万円で済んでいたのが一万六千円近く要するようになる。居酒屋で単価を一気に六割上げたらその店の客は飛ぶが、パチンコでは逆の結果をもたらした。沈滞化するパチンコ業界にあって、等価営業の走りとされる「ＭＲ．パチンコ」の活況ぶりを業界紙が華々しく取り上げたりもした。負ける金額も増えたが、勝った時の金額も大きくなったのでそれだけ射幸性が増した等価営業はパチンコのギャンブル化、パチンコファンの依存症化の先行条件だ。射幸性が増すとどうしてもその射幸性の高さにはまってしまう人が出てくる。メーカーも等価営業向きの機種を開発し、市場に投入しだす。等価営業向きの機種は、プレー中の玉の戻りを極力減らし、大当たりの連続確率をその分高めた機種だ。プレー中の玉の戻り（業界用語でベース）が少ないと、客のお金を使うペースは上がる。それでも客心理としては等価交換と大当たり連続の可能性が結びついた射幸性の高さにはまってしまう人が続出する。

パチンコファンが減少を続けるなか、パチンコ店の売上が上昇基調になるのはこの等価交換営業のなせる業でもあった。一九九五年のパチンコ参加人口は二九〇〇万人でその年の売上（貸玉料）は三〇兆九〇五〇億で、一人当たりにすると一〇六万となる。等価営業が一部の店で始まる一九九七年には、参加人口二三一〇万で貸玉料は二八兆四一六〇億、一人当たりでは一二三万と逆に上昇を示す。一人当たりの貸玉料が一二三万とするなら、実際の支出額はその一～二割の一二～二四万である。実際の支出額の計算方法は貸玉金額から客の戻り分を引いたもので、この客のへの還元率は、等価営業では大体九割前後である。残りの一割前後が客の実際の支出額である。一人当たり年間一二万前後～、月額にして一万円前後を二三〇〇万人のパチンコファンが使った形になるが、これはあくまで平均値であって実際の中央値はもっと高くなる。いずれにしても等価営業の浸透とともに一人当たりの支出額は高まっていく。一人当たりの支出額が高まるというのは負ける金額が増えていくことを意味する。負けを取り戻すために足繁くパチンコ店に通ううちに抜き差しならぬ事態に陥るファンも出てくる。

チラシ広告やメール配信、等価営業の射幸性の高さで煽られたパチンコファンの間から借金をしてまでパチンコ店に足を運ぶ人が増え始める。そして、この傾向は業界用語で裏モノと呼ばれるパチスロ機の登場で決定的に強まっていく。裏モノは不正に大当たりの確率やその連続性を高めたパチスロ機である。パチンコ機やパチスロ機の大当たり確率や、その連続性のおおよその上限は保通協（一般財団法人保安通信協会）と呼ばれる警視庁の外郭団体で検定を受け、その検定に通らないパチンコ機やパチスロ機は市場に投入できない。裏モノは検定後、メーカーが出荷段階でロム（大当たりの発生パターンを生み出すチップ）を変える場合もあれば、中間業者が販売増のためにロムを変えてホールに売ろうとする場合もあれば、ホール側の要望で変える場合もある。検定後にロムを変えるのは風営法違反であり、そのことが発覚すればパチンコ店は営業停止の処分を受けることがある。

この裏モノは大当たりの連続性が非常に高く出来ているので、その大当たりの連続で四〇〇万から一〇〇〇万のお金を獲得することができた。裏モノパチスロは従来の適法のパチスロ機に比べて一台当たりの売上が数倍にもなった。金使いの荒い機種特性だけでなく、裏モノの射幸性の高さにはまった人たちが稼働率を高めたからだ。この裏モノパチスロが出始めたのは九六〜九七年頃である。裏モノが出始めた頃の衝撃はすさまじかった。それまでことごとく客集めに失敗したようなパチンコ店でも、この裏モノ効果で、朝早く開店の数時間前から客が列をなして今か今かと開店時間を待ちわびた。営業中の店内は殺気だった空気が充満した。二十代の若者に、勝てば四〇万というお金の魔力には抗しがたいものがあった。この裏モノパチスロの登場で、パチンコ店は初めて本格的なギャンブル場へと変質した。

一九八〇年のフィーバー機の登場時の何倍ものインパクト度をもって、パチンコファンの間でギャンブル志向の強い客層に裏モノパチスロはアピールした。この裏モノは勝った時は大きいが、負けた時はさらに大きかった。そして、実際に、多くの人が負け続けた。勝った場合の金額が大きいと、負けた分を取り戻せるという風に人は考えやすい。実際には、負けが続くとひと月で百万単位のお金を失う凄まじさだった。

従来のパチスロ機は客の懐を一気に痛めつけないように、投入コイン一〇に対して四程度の戻り（ベース）があるようにできていた。このベースが高いと大当たりがなくとも金銭支出のペースは抑えられるが、裏モノは大当たりの連続性が売りなのでベースは極端に低かった。さらに従来のパチスロ機は大当たりの確率が、連続性が低い分高く、単発の大当たり後、その出玉のコインがなくなるまでは追加の金銭支出は起こらなかった。裏モノは連続性の大当たりを実現するために単発の大当たりの発生は抑えられた。つまり連続の大当たりを引くまではひたすらお金を注ぎ込むようにできていた。パチンコ以外のギャンブルのように多額の賞金や配当を得るために賭け金を大きく張るようなことがパチスロの世界でも起こったのだ。給料二〇万の人がひと月で一〇〇万失ったら、後は消費者金融へ直行するしかない人が続出する。

裏モノは店側から言えば、他のパチンコ機やパチスロ機と比べて利益額が何倍も高く、導入店舗は莫大な利益を手にすることができた。しかし、風営法を犯してまでして裏モノを導入する店舗は必ずしも多数派を占めたわけではない。しかし、当時の多重債務者の数やその負債額を勘案すると、実際は多数派でなかったとは言い切れない面がある。そして、裏モノパチスロの設置が発覚して摘発されたパチンコ店も決して少なかったわけではない。

しかし、摘発を免かれた業者も多く、なぜA店が摘発され、B店が摘発を免れたかは偶然の事情だけではなかった。カード化の結果、壊滅的な事態に陥ったパチンコ業界がどういう手段や形であれ息を吹き返すことはカード会社にとっては望ましい事であった。そのカード会社の思いが警察の対応をあやふやであいまいなものにした可能性は否めない。しかし、それだけではなかった。裏モノを設置したパチンコ店のオーナーはお客を金銭的に痛めつけるのに手心を加えなかったが、警察関係者には礼の限りを尽くしたオーナーも多かった。

どのパチスロ機が裏モノであるかは誰でもその異常な連続性の爆発で分かった。走行中の酔っぱらいを見分けて摘発するようなむつかしさはなかったにもかかわらず摘発を免れたのは、酔っぱらい運転は検問で捕まったら礼の限りを尽くせないが、パチンコ店のオーナーは捕まらないように事前に礼を尽くすことができたからだと言っても過言ではない。私はこの事実を実際の見聞で直接知っている。

こうして、裏モノはその危険性が誰でも理解できたにも関わらず、何年も全面的な取り締まりのないままに実質的に放置された。この放置の恩恵を最も受けたのは裏モノで何年も大もうけしたパチンコ店のオーナーだけではない。金使いの荒い裏モノのパチスロはこれまでにない規模の大きさの消費者金融市場を生み出す。アコム、武富士、プロミス、アイフルといった四大消費者金融や、闇金融に従事する人たちはこの裏モノの放置状態に掉さして兆単位の利益を得る。

前述のように一九九六年以降、消費者金融の融資残高は大きく伸びる。融資残高の伸びと歩調を合わせるかのようにして自己破産件数もうなぎのぼりとなる。借金苦から逃れる方法としては自己破産の申請があるが、そういう手続きを取らない人にはあとは行方をくらますか、自殺しかない。九八年から自殺者が三万人時代を迎えるが、この三万人時代が一四年も続く理由や原因に関しては定説がない。わたしは裏モノパチスロにはまった数百万人がサラ金に手を出し、その多くが多重債務者に転落した結果、返済に行き詰った挙句、多重債務者の間からこの間五〇〇〇人前後の自殺者が出たのではないかと推測する。

多重債務者が二三〇万人を超え、自己破産申請件数も二四万を超えた二〇〇三年、作家で精神科医の帚木蓬生氏は朝日新聞への寄稿文でギャンブル依存症と多重債務の関連に警鐘を発した。「国内のギャンブル依存症者二〇〇万人、その九五％はパチンコ・パチスロ経由、一人当たりの債務八〇〇万」と。当時の消費者金融は金利が二〇％を超えているケースが普通であった。八〇〇万の金利二〇％は年間一六〇万、月額にして一〇数万、これでは金利だけで普通の勤め人なら給料の大半が飛んでしまう。家族や親族、知人のサポートがない人は路頭に迷うしかない。私は裏モノパチスロをキッカケとして多重債務に陥った人たちの間から自殺に走った人が、自殺者三万人時代に、毎年五〇〇〇人前後に達したのではないかとみているが、そのことを裏付ける統計はない。自殺の届け出の受理は警察が窓口だが、借金苦で自殺したと正直に届ける人がどのくらいいるのかは誰にもわからない。しかし、利用できる統計から推察できることはある。一つ目は警察が公表している経済・生活苦による自殺者の増加である。経済・生活苦は病気やけがで働けなくなったために収入の道が途絶えた結果生じる事もあるが、その場合には生活保護の申請という手段がある。借金を帳消しにするには自己破産という方法がある。しかし、そういう方法や手段を選ばない人にとっての生活苦とは相当の圧迫感を持った借金苦であるとみて間違いない。

借金を逃れるには自殺しかないと考えるまでに心理的に追い込まれる圧迫感。この生活苦を理由とする自殺は、「カード破産」が社会問題化した一九九二年は二〇六二人であった。自殺者三万人時代が始まる九八年以前では、その前年度の九七年が三五五六人とその年度の前の直近一〇年では過去最高である。それが九八年には六〇五八人と七割の増加を見せる。多重債務者数がピークに達した二〇〇三年には経済・生活苦による自殺者数も八八九七人とピークをうつ。自殺者の三割弱が経済・生活苦が理由で自殺に追い込まれたことになる。今、仮に、経済・生活苦の原因、理由がギャンブルによって引き起こされたとするなら二〇〇三年は一万人近い人がギャンブルによる借金で自殺したことになる。この推察と推定は極端なものではない。自殺した人の親族がすべて警察に自殺届を出すわけではないし、自殺の原因をギャンブルによる借金だと届ける人もいるだろうが、世間体を気にして自殺の理由を正直に告げない人も多い可能性も考えられるからだ。二つ目は自殺者の増加が全国的に見られることである。三つ目は男性だけでなく女性も同じように数千人増加していることである。この三つの現象は同じ理由に基づくものと私が考えているのは、その同時性を仮説的に説明できるものが、ギャンブル以外にないと見ているからだ。会社の倒産や不況の影響で一家心中するケースが通年より三千件多いと女性の自殺者は三千人増える計算だが、自殺者三万人時代に特に一家心中が増えたという話は聞かない。パチンコ店は全国的に存在し、女性ファンの割合も比較的目立つ。多重債務者の増加、消費者金融の貸付残高の増加、自己破産件数の増加、生活苦による自殺者の増加、全国的な自殺者の増加、女性自殺者の増加の同時性を説明（証明ではない）できるのはギャンブル化したパチンコ以外に有力な背景や原因を特定することができないのではと私はみている。裏モノパチスロや射幸性を増したパチンコ機によってパチンコ店が本格的なギャンブル場と化し、そのために百万単位の人が人生設計を狂わせ、自殺にまで至る人が累計で六万人に上るとすればこの事態を生んだ責任の所在はどう考えたらいいのだろうか。

私の仮説では商社がパチンコ業界に利権を求め、警察がその動きを後押ししなければパチンコ店の本格的なギャンブル化は起こらなかったとするものである。この仮説が妥当性を持つなら一義的に責任を負うべきはパチンコ行政を自己都合的に行った警察である。しかし、裏モノパチスロが猛威を振るう中、警察がとった対応は火に油を注ぐものであった。二〇〇二年前後に、四号機と総称される射幸性の高いパチスロが認可される。その代表的なパチスロ機は「吉宗」と「北斗の拳」である。この四号機は合法のものであるために、全国のパチンコ店に導入される。裏モノは違法なものであるためその導入を見合わせた業者も合法の四号機は積極的に導入する。その代表的な人気機種である「北斗の拳」や「吉宗」は裏モノと変わらない爆発力を持っていたために裏モノは急速になりをひそめる。裏モノを駆逐するために四号機が認可されたわけではないだろうが、このことの顚末はパチンコのギャンブル化をさらに徹底させる。四号機の普及で全国のパチスロ機は二〇〇六年に二〇〇万三四八二台とそのピークを迎える。カード化が始まる一九九五年の七〇万四〇五七台と比べると三倍近い増加である。一方、二〇〇六年のパチンコ台数は二九三万二九五二台で、パチンコとパチスロの設置比率はおおよそ三対二である。一九九五年のパチンコの台数は三八三万〇六二六台で、パチンコとパチスロの設置比率は五・五対一である。一九九五年のカード化以降、パチンコの客数の減少をパチスロの客数の増加がカバーした形だが、このパチスロファンの増加はこれまでパチンコ店に足を運ぶことの少なかった若者によって支えられた。

保通協はメーカーから検定に持ち込まれたパチスロ機の大当たり確率や連続性のパターン等を認定前に検査する。四号機の場合は、一四時間の検査時間内に大当たり等によるコインの出の総量がイン一に対してアウト二の割合に収まればよいと、私は現職の生活安全課課長から聞いたことがある。開店一時間内に九〇枚（一八〇〇円分）のコイン投入で大当たりを引き、その後の大当たりの連続等で二万枚（四〇万円分）のコインを得た人がそのままゲームを終えて換金して帰るとしよう。その後の客は営業の終了時間内にコインを一万枚（二〇万円分）を投入し、全然、戻りがなければその日のインとアウトは一対二となり、営業時間内に最大で二〇万円を一人の客、あるいは複数の客が失うことになっても申請通りで不正はない。裏モノや四号機以前のパチスロは一〇万円分のコイン（五〇〇〇枚）が出ることはまれだったから回収モードに入っても客を大きく痛めつけることはなかった。なぜ、裏モノとあまり変わらない四号機を認可したのか。

裏モノパチスロに押されて販売が伸びないメーカーが陳情した可能性はある。四号機の認可によってパチスロ市場は一層熱気を帯び、パチスロ専門店が雨後のタケノコのように生まれる。カード化以降、パチンコ業界はパチスロ人気で、全体（パチンコとパチスロ）の客数を伸ばすことはなかったが売り上げと利益を伸ばしてきた。パチスロはパチンコと異なり、従来通り現金サンドでコインを購入できた。その売り上げの管理は各店舗の専管事項であった。売上データーを改ざんしてごまかすことに障害はなかった。

パチンコはどちらかと言えば客層には中年以上の世代が多い。パチスロはプレーの技術的要素が勝負の帰趨に多少、影響を与えることができるので客層の主体は二十代から三十代である。おりしも就職氷河期の世代や、新自由主義改革による非正規雇用の拡大が生み出したフリーター層が大挙してパチスロ市場に押し寄せた。中高年のパチンコファンはどちらかと言えば可処分所得の範囲でパチンコを楽しんだが、若者の多くはそういう節度を欠いていた。裏モノや四号機の射幸性の高さがそういう節度を失わせたのだが、自らの扶養家族がいない分、お金を借りるのにも抵抗は少なかった。そして、消費者金融はそういう若者にお金を気前よく貸し付けた。お金を借りることが一種のファッションであるかのように消費者金融のコマーシャルがテレビの画面に溢れかえった。

社会に出て間もない若者は、金利が二〇%を超える恐ろしさを十分に知らないままにお金を借り続けた。そしてお金を借り続けた多くの若者が多重債務者になった。就職市場の縮小と消費者市場の拡大というタイミングに居合わせた若者の多くが人生の早い段階で二度も挫折を味わう事となる。

パチスロ市場の拡大がもたらした全国のパチンコ店のギャンブルフィーバーは四号機の登場で最高潮に達した。パチンコ業界はギャンブルフィーバーによる市場拡大がさらに続くものとみて店舗を大型化する。土地の取得を含むと開店費用として一〇〇億を超えるような一〇〇〇台超のパチンコ店が続々とオープンする。そして、多くの経営者がパチスロ市場の異様な熱気が生んだユーフォリアに浸っていると、前触れもなく、二〇〇六年の四月までに四号機を撤去するよう警察から全国のパチンコ店に通達される。同じ年、サラ金の法改正が行われグレーゾーンの金利が廃止される。このサラ金の法改正では、主にはパチスロを原因とするギャンブル依存症の問題はマスメディアでは取り沙汰されず、多重債務者の救済が課題とされた。

多重債務を問題とすることによって二つの業界が潤うこととなる。法改正によって発生した過払い金利の返還を迫られたことによって大手四大消費者金融は都銀傘下にはいるか、武富士のように会社自体がなくなってしまう結末を見る。こうして漁夫の利を得るかのようにしてサラ金市場を手に入れた都銀はカード化でパチンコ業界に利権を漁った商社と同じ財閥系の金融機関であった。銀行系の消費者金融の現在の貸付残高は六兆円前後である。金利が一四％とするとその額は八〇〇〇億を超える。私の若い知人は「競馬」好きが昂じて大手都市銀行に二〇〇万を借りている。金利は一四％で毎月五万の返済を続けているが、完済のめどはなかなか立たないようだ。食費は一日五〇〇円でもやし料理がおおいそうだ。サラ金から金利二〇％で八〇〇〇万も借りたら食費は捻出できない。餓死を免れるには自殺しかない人も出てくる。

サラ金の法改正によって財閥系の企業にとってはパチンコ業界への参入で得られるより、パチンコ・パチスロで「ギャンブル依存症」化した人にお金を貸す方がより儲かるような事態が生まれたのである。もう一つの業界は弁護士業界である。過払い金利の返還手続きの手数料で多くの弁護士が潤うこととなる。こういう銀行と弁護士のための多重債務者救済が仕組まれたものかどうかは私にはわからない。

しかし、多重債務の問題とギャンブル依存症の関連が追及されなかったことは今日まで尾を引いている。この追及は警察の監督責任にも行きつくので回避されたのか、そんなことをすると困る人たちが世論の誘導をしているのか、これも私にはよくわからない。パチンコ業界は「ギャンブル依存症者」やその予備軍が百万単位で存在しないとやっていけない。パチンコを続けるためにお金を借りる人がいないと、銀行系やノンバンク系の消費者金融はやっていけないわけではないが収益の悪化は避けられない。ギャンブル依存症の問題が見送られたのか見過ごされたのかは定かではない。

カード化をきっかけに起こったギャンブルフィーバーを鎮静化させるために「吉宗」や「北斗の拳」は市場から撤去された。しかし、その後には射幸性の高いパチンコ機が市場に投入される。マックスタイプと呼ばれるパチンコ機である。最初のマックスタイプ「宇宙戦艦ヤマト」の大当たり確率は五〇〇分の一で、通常のセブン機は二〇〇分の一前後である。大当たり確率が低い分、大当たりの連続性は高くなる仕様なので、このタイプのパチンコは裏モノや四号機のパチスロのように店側からすれば売り上げが上がり、客の側からいえば金使いの荒いパチンコ機である。しかし勝った場合に手にするお金が大きいので、その射幸性の高さにはまる人は多い。

大阪市の天王寺駅前の有力ホールの店先のポスターで、マックスタイプの「飢狼」の五四万円相当の出玉の例を宣伝惹句に使っているのを見たことがある。過激なパチスロと多重債務の関連は、警察関係者は知っていた。だから、規制を行った。なのに、今度は射幸性の高いパチンコ機を認めた理由は何か。この間、パチスロメーカーに押され、出荷が伸びないパチンコメーカーが働きかけた可能性は高い。消費者金融はギャンブル依存症者がいないと成り立たない。私はパチンコ店の店内にATMが設置されているのを見た時に、露骨すぎると感じたが、ビジネス（金儲け）に節度は不要であり、節度を願うのはないものねだりに過ぎない。

減り続ける参加人口の市場環境下、市場に残ったファンの多くが依存症、あるいはその予備軍と化したパチンコ業界は、射幸性の高いパチスロやパチンコを好む人たちによって売り上げの規模が維持されていることが統計的には確認できる。二〇一二年に参加人口は初めて一〇〇〇万人を切ったが、その年の市場規模（貸玉総額）は二五兆五〇億、一人当たりでは二五七万と一九九五年以降、最大となっている。

射幸性の高いパチスロやパチンコを認可しないことは産業としてのパチンコ、利権の巣窟としてパチンコの存在そのものに関わった。パチンコがなくなればファンは困らなくても（日本にはパチンコ以外にいくらでもギャンブルやその機会が存在する）、メーカーやカード会社は困り、さらに今回は金融機関もその中に加わった。ノンバンク系を含めると個人ローン市場は利用者一〇〇〇万、貸付残高一六兆円の規模に達する。

オーナー系の消費者金融を市場から追い出して手に入れた市場に、肝心の顧客がいないと元も子もない。カードローン利用者と近年の参加人口の一〇〇〇万人は奇しくも一致するが、糖尿病と糖尿病が疑われる予備軍があるようにギャンブル依存症とギャンブル依存症予備軍が存在する。ギャンブル依存症予備軍は通常の日常生活を維持しているが、生活費に占めるパチンコ支出が高い人である。生活改善で症状がなくなったり、改善するのは糖尿病と同じである。所得に余裕があると選択肢があり、何かと改善には好都合だが、そうでない人にとって現状の変更や改善はむつかしい。所得が少ないからパチンコに手を出し、その結果、生活費の不足のためにカードローンに手を出さざるを得ない人も出てくる。

射幸性の高い四号機のパチスロの規制はその登場後、四年前後で行われ現在も続いているが、マックスタイプのパチンコは二〇〇六年に登場後、二〇一九年現在も市場に留まっている。ギャンブル依存症者やその予備軍がいないと困る人たちがいる現実がある限り、ギャンブル依存症はこの社会からなくならない。日本が諸外国に比べてギャンブル依存症者の人口割合が高いとされるのはこの現実に起因する。パチンコのような大衆的広がりとギャンブル性を持った娯楽が産業として行われているのは日本だけだ。しかし、ギャンブル化以前のパチンコを知る私は、パチンコを健全な娯楽とまでは言えないまでも多くの人のニーズに支えられた娯楽であることを知っている。そのニーズを歪めて利用する勢力が多くの人を不幸に陥れたのに誰もその責任を追及されたり、問題視することもなく今日に至っている。

しかし、この責任は特定の人々に押し付けられるものではない。多くのパチンコ関係者の強欲が目先の利益に踊らされて誰もその結果の重要性や深刻性に思いいたることなく、そして監督機関である警察の長期に亘るパチンコ・パチスロのギャンブル性の放置により多くの人々の人生や生活を狂わせた。

人々のニーズがある限り、パチンコは否定されるべきではない。参加人口が三〇〇〇万人を数えた「パチンコの牧歌時代」、多くの人がパチンコに喜びや楽しみを見出した。私はカード化が始まるまでの一五年間、毎日のように店頭にたって客がパチンコを楽しむ様子を見た。その楽しむ様子はまさに「娯楽の王様パチンコ」に興じる人々の姿であった。その牧歌時代はもう二度とは再現できない。この二〇年で全国のパチンコ店の数は二万店舗から一万店舗と店舗数は半減しているが、店舗の大型化もあり遊技機の総台数自体は二〇一七年の時点でピーク時の一割減の四五〇万台である。

参加人口が三分の一になり、この間、経費が二倍（遊技機代は三倍、チラシ等の販促費はそもそも〇に近かった時に比べて数倍以上……）となれば、顧客一人当たりの負担額は牧歌時代に比べて六倍になる。

つまり、この二〇年で、千円で遊べたのが六千円になったことを意味する。一〇〇〇円の入場料が六〇〇〇円になった映画館に例えることが出来る。この料金でも映画館に足を運ぶ人は相当な映画マニアであるが、映画マニアが昂じて生活破綻する人はあまりいないであろう。たばこ代が倍になってもたばこを求める人は、生理的なニコチン中毒か心理的な依存症である。しかし、やめられないたばこの出費で生活破綻するひとも同様にあまりいないであろう。

負担額が数倍になってもパチンコ店に足を運ぶ人は依存症か、その予備軍であると断じても間違いないであろう。そして、パチンコの場合は、依存症は生活破綻と結びつく。たばこもパチンコも動機の背景に現代社会の病理である人々の間の疎外感がある。多くの人々をやめたくともやめられない心理に追い込む現実の社会のあり方の問題がある。こういう疎外感を生む現実の社会とその疎外された人々の存在にビジネスチャンスを見出す人々が存在する以上、依存症者は生まれるべくして生まれる。パチンコのようなすそ野の広いギャンブル場の存在は日本独自であるが、ゲーム機やそのソフトの製造でも日本は群を抜いている。パチンコ以外でもゲーム依存症は蔓延している。

自殺者三万人時代は一九九八年に始まり、二〇一一年に終わる。その間、パチンコの参加人口は一九八〇万から一二六〇万人と減少する。二〇一一年以降参加人口は一〇〇〇万人前後で安定し、自殺者数は三万人を下回る傾向が定着する。パチンコ参加人口三〇〇〇万人の一九九五年の自殺者数は二万四九三一人である。パチンコのギャンブル化と結びついた自殺者の増大、二〇一一年以降の参加人口の減少と自殺者の減少に明確な結びつきを指摘することが出来るかどうかは別にして、急激な自殺者の増加分はギャンブル依存症から多重債務者に陥った人々の間で生じたとする私の見解は妥当なものだろうか。自殺者が三万人を下回った二〇一二年の多重債務者と自殺者数は、それぞれ四四万人と二万七八五八人で、自殺者数（三万四四二七人）と多重債務者数（二三〇万人）のピーク時（二〇〇三年）と比べると多重債務者数で八割の減少、自殺者数で二割の減少である。少なくとも多重債務者数と自殺者数の関連は指摘できるとみて間違いない。そして、多重債務の主たる原因はギャンブルによるものであると見て間違いない。

ギャンブル化以前（一九九五年以前）のパチンコファンの間では例外的だった多重債務の問題が九六年以降のパチンコのギャンブル化によって生じたとする私の見解はパチンコ悪玉論に立つものではない。当該社会の性格は時代によって異なるが、現在の社会は経済格差が深刻化した結果、人口の過半を占める人々の間で生活上の不安が増大している。サービス経済中心の社会では、仕事を通じての人間関係が中心で、生身の人間との接触が販売者（サービス提供者）と消費者といった限られた局面が主たる場となる。

こういう現代社会の特殊なコミュニケーションの在り方はストレスやフラストレーションをためやすく、人によっては攻撃性を発揮する人もいる。人が人をますます嫌うような社会的風潮の中で、人間関係や仕事から来るストレス、親しい人間関係の欠如からくる孤独感や、実存的不安は人々の生を何らかの依存症化に向かわせる。パチンコの世界では負けが込むとパチンコから足を洗う人が多い。にもかかわらず現在も一〇〇〇万前後の人がパチンコ店に足を運んでいる現実は依存症化の問題と切り離しては考えられない。ギャンブル依存症と多重債務が結びついた九六年から二〇〇六年にかけて射幸性の高いパチスロにはまり借金苦から自殺に追い込まれた人たちが少なからずいた。

自殺者三万人時代と比べると現在はパチンコファンが一〇〇〇万人近く減少し、個人ローンの金利も低い。ファン数の減少が自殺者数の減少と因果関係があるかどうかは定かではない。しかし、金利の低いこと、一人当たりの借入残高の減少が借金苦から自殺に走る人の数を抑制していることは間違いない。新聞報道（二〇二〇年三月十七日、朝日夕刊）によると二〇一九年の自殺者数は過去最少の二万〇一六九人であった。厚生労働省の説明では健康問題や経済・生活苦問題を理由にした自殺が減っているという。

一方、二〇一一年以降減少を続けた自己破産件数は二〇一六年から再度、増勢に転じ、二〇一八年度は前年度比六・二％増の七万三〇八四件だ。自己破産件数が自殺者数の先行指標となるのかどうかは私にはわからない。多分、また自殺者の顕著な増勢傾向が生じる可能性は低いだろう。自殺者が三万人を超える背景の一つは多重債務の存在である。当時の多重債務の定義は消費者金融五社以上から借りていることであった。そういう履歴や記録のある人の中には、新たな借り入れ困難から最後には闇金に手を出す人も出てくる。

現在の多重債務の定義は三社から借りている人で、一人当たりの負債額は二〇〇万弱だ。往時の三分の一に収まっている。そして、往時の金利に比べて五〜一〇％低い金利が適用されている。前回の「急性ギャンブル中毒時代」の自殺者はその負債の大きさ、金利の高さ、取り立ての厳しさから逃れるかのようにして自殺に走ったケースが多かったと考えられ、今日の多重債務と様相を異にしている。

多重債務に陥ってやむを得ずヤミ金融に手を出すような人はあまりいないだろう。裏モノや四号機のパチスロのように数カ月で数百万のお金を失うようなことも現在はない。二〇〇六年に市場に登場したマックスタイプのパチンコ機は二〇一八年に最終的に規制の通達が出される。以降のマックスタイプの新設を認めない、現行のマックスタイプはその検定有効期間が過ぎれば撤去するとするものである。現時点（二〇二〇年一月）でマックスタイプのパチンコ機はほぼ市場から撤去されたようだ。過激なパチスロの四号機の認可から一八年、同じく過激なマックスタイプのパチンコの認可から一四年経過してパチンコ店からギャンブル仕様の遊技機は市場から一掃された。

このマックスタイプの規制を巡って、二〇一八年七月二十付けの朝日新聞朝刊は公益社団法人日本駆け込み寺代表の玄秀盛氏の発言を紹介している。玄氏は「パチンコは今年二月から、勝ちにくいよう出玉の上限が引き下げられたけど……」。こういう間違った俗説が日本を代表する大新聞の朝日に乗ること自体がパチンコに対する偏見が是正されないままに定着、強化されていることに日本の言論エリートは気づいていない。

マックスタイプは一人が大勝するために多くの敗者を要する。配当金が全体的に行き渡るようにするにはその配当金が一人に集中するような配当の在り方を改めなければならない。マックスタイプが規制されることによって生じるのは負ける人の減少（勝つ人の増加）と消費金額の減少である。平均的には勝率の低いマックスタイプにお金を注ぎ込んでしまう人が後を絶たない現実に、監督の立場にある警察がやっと重い腰を上げて規制したのである。パチンコに対する偏見や無知、無関心は社会のエリートほど著しいのかもしれない。

社会やメディアからの関心や批判が閉ざされた「密室」での出来事のように、一八年も天下り先のカード会社、外郭団体の存続、繁栄のために警察はギャンブル仕様のパチスロやパチンコの規制を怠ってきた。そのおかげで火事場泥棒的に消費者金融市場を手に入れた金融界は自ら顧客開拓をする労を取ることもなく多くのギャンブル依存症やその予備軍からなる金を生む卵の市場で利益を貪っている。私は営利企業が利益を貪ることは間違いではないと思うが、その利益機会が人為的、作為的に歪められた市場からもたらせているとするならやはりどこかおかしいと思う。

そのことをおかしいと感じたり、思うような「健全さ」を人は失ってしまったかのようだ。過激なパチスロ機やパチンコ機が市場から一掃された現在のパチンコ業界はギャンブル性を喪失してギャンブルであることをやめたのであろうか。ギャンブルでなく娯楽としてパチンコを楽しんでいる、あるいは娯楽としてのパチンコを必要としている人たちがどれくらいの割合になるかは統計的には存在しない。現在、全国の多くのパチンコ店では遊技機の一部で低価貸し営業が行われている。

低価貸し営業とは従来の一玉四円、パチスロの場合は一枚二〇円であった貸玉、貸コイン料金を一円、五円に下げて行う営業のことである。二円や一〇円の低価貸し営業も行われているが、仮に全台を一円の貸玉料金で営業すると同じ稼働率なら売り上げは四分の一に低下する。実際は、低価貸し営業はコーナーに限って行われていたり、低価貸しで稼働率が上がるのが普通なので売上が四分の一に減少することはない。この低価貸し営業は四号機の撤去、遊技機価格の高騰、客不足でパチンコ経営の深刻な危機が叫ばれる中、一部の店舗で二〇〇〇年代半ばに行われ、それが全国的に広がりを見せて今日に至る。

閑古鳥の鳴くロードショー館で、一部の時間帯を旧作上映にあて、その料金をロードショー料金の四分の一にしたようなものだ。そのために四円貸しコーナーが不振に陥り、一円貸しコーナーだけが盛況を見せるといった想定外というか希望外の事態を迎えた店舗も多い。

こうした中、前述のように二〇一三年には参加人口が一〇〇〇万人を割る中、一人当たりの貸玉料は過去最高の二五七万円を記録し、二〇一六年の時点で参加人口九四〇万、一人当たり貸玉料二三〇万円とこれまた過去の平均値を大きく上回っている。貸玉料が一人当たり二三〇万とすると実際の支出はその二割前後である。二三〇万では四〇万ぐらいが実際の支出額である。四〇万が実際の支出額だとすると毎月、パチンコに三万以上支出する、あるいは出来る人が九四〇万人も存在することになる。これだと九四〇万人もの人が実際に小遣いの過半をパチンコに支出していることになり、そんなことはあり得ない。

しかし、これは平均値である。実際は九四〇万の半分（四七〇万人）が七万前後支出し、残り半分が一万五千円前後、支出していると想定した方が現実的である。低所得故にパチンコで勝って数万を手にしたいと考える人が月に七万も支出すればすぐに行き詰る確率は高い。年収が高い人（七〇〇万以上）が月に七万を支出しても生活が破綻する確率は低い。このように考えると私が利用している統計が間違っているか、現実がおかしい。

いずれにせよ九四〇万人の人たちの多くが無理してパチンコ代を捻出していると見て間違いない。あるいは扶養家族のない若者が収入の多くをパチンコやパチスロに支出しているとすれば、経済的な破綻が生じなくてもこのこと自体は由々しきことである。前述の新聞記事にギャンブル依存症が疑われる人の割合の国別のデーターがある。これは樋口進・久里浜医療センター院長調べとなっているが、日本は三・六％で突出して高い。ドイツは〇・二％となっている。日本にギャンブル依存症が疑われる人が四五〇万人以上、ドイツは一六万になる割合である。日本にあってドイツにないギャンブルの代表はパチンコである。日本の四五〇万人のすべてがパチンコ・パチスロ絡みのギャンブル依存症でないことは言うまでもない。しかし、その多くがパチンコやパチスロのギャンブル依存症だとみても間違いではないであろう。

射幸性が高く、金使いの荒いパチンコやパチスロが市場から一掃された現在、パチンコやパチンコによるギャンブル依存症者が今後減り続ける可能性はある。結果、パチンコ店は大幅な売り上げのダウンと収益の悪化に見舞われている。経費増大で経営環境の悪化に見舞われたパチンコ店の経営が厳しくなる一方、パチンコ参加人口は今後も減り続ける。参加人口が減れば減るほど市場に残った人たちで市場規模を維持する力が一方では強く作用する。参加人口の減少と比例して依存症者の減少は過去には明白な形では起こっていない。

過去に起こったことはパチンコのギャンブル化がファンの離反を招き、参加人口の持続的減少が続いたことである。そして依存症化したファンが縮小を続ける市場を支えてきたことである。このパターンは今後も続く可能性が高い。

二〇二〇年代の半ばに営業の開始が見込まれるＩＲ型カジノでは逆にギャンブル依存症の問題は深刻化せず、急性ギャンブル中毒による自殺者は多少出てくる可能性がある。カジノ会場に交通費を使って、現地で食事もしたりすると人によってはそれだけで一万を超える出費となる。そのうえに入場料がかかる。ギャンブルは何であれ低所得のファンによって支えられている面がある。

低所得の人がアクセスや食事で割ける金額は限られている。ギャンブル以外の出費が二万前後になれば普通の人は依存症になりたくてもなれない。中産階級の日本人の多く（都市生活者で給与生活者）は所有への支出は厭わないが、ギャンブルのような散財は嫌う。ローンや教育費で手一杯だ。また、この中産階級は世間体を気にする。ギャンブルに興じていることが知られると何かと差しさわりが出てくる。

アメリカのような中間層の規模が大きくバケーションが重視され、遊ぶことに貪欲な社会ではカジノギャンブルにそれなりに需要が存在する。日本の富裕層は蓄財が生きがいやライフスタイルになっており、カジノなどには見向きもしない。ギャンブルと変わらない株式投資の分野でも一般の日本人投資家はアメリカに比べて相当に少ない。アメリカにツアーで行く中国人三〇〇万人の現地での支出は一人当たり七〇万円と日本に来る中国人の三倍以上だ。カジノでギャンブルを楽しむ余裕のある層はインバウンドには限られている。自由裁量で使えるお金が比較的に余裕のある日本の自営業者五〇〇万人のなかの人々が、カジノの顧客として積極的に足を運んでくれないと国内外で有力な潜在的顧客層を他に見出しにくいのではないだろうか。

カジノの本場ラスベガスでは客集めの柱としてボクシングや歌手によるエンタテイメントが盛んだ。世界的知名度のあるボクサーや、歌手を始めとするエンタテイナーがいない日本にカジノだけが目的でくる外国人は限られている。日本にはギャンブル依存症者が世界的に突出して多いので、この人たちがカジノに足を向けない限りカジノの成功はおぼつかない。カジノで使うお金はパチンコの比ではない。収入に余裕のない人がカジノにはまれば借金に手を出す確率は高い。パチンコより出費ペースが高いぶん、借金額も大きくなる人が出てくる。長期化する依存症になる前に短期間の借金の増大で「急性ギャンブル中毒」にかかる人が出てくる。おそらく、その数は限られるだろうが、カジノ依存症者も同様に限られるだろう。

パチンコの歴史を見れば分かるようにギャンブルは依存症化したファンによって市場が維持される特殊な世界である。お金を失うことを恐れてほとんどの人はギャンブルに手を出さない。手を出した人もお金がなくなり、このままでは「やばい」とギャンブルから足を洗う。そしてやめられない人が借金を重ねることまでして市場を支える怖い世界である。大昭和の御曹司の例のようにお金をギャンブルに注ぎ込んでも生活自体は維持される人もいるが、多くの人は低収入だから一攫千金をねらってギャンブルをする。パチンコは危険性の少ない娯楽、擬似ギャンブルとしてファン層の拡大をしてきた前史がある。カジノギャンブルと比べて危険性の少ないパチンコもギャンブル化の度合いを高めたために衰退のプロセスを今辿っている。

カジノギャンブルの持つ危険性をスリルとして楽しめる有閑階級が日本にどれくらいの規模で存在するかわからないが、おそらくＩＲ型カジノを長期的に支えるほどの規模ではないであろう。ＩＲカジノもカジノにはまるギャンブル依存症者が相当数いないと経営的にはうまくいかないだろう。一カ所で一〇〇〇台規模のパチンコ店の一〇〇倍もの投資をするＩＲ型カジノの投資額は一兆円を超える。一カ所で一〇〇〇台規模のパチンコ店の数十倍以上の人が毎日来場するか、一人当たりの消費金額がパチンコの数倍ぐらいにならないとカジノはこける。

ギャンブル依存症対策が奏功するとカジノは事業としては破綻する可能性がたかい。日本のカジノを巡る議論には巡航速度で軽く二〇〇キロが出るスポーツカーを売り出すのに「危険ですから一〇〇キロ以上は出さないようにしてください」といって売り込む営業マンのようなところがある。偽善的な議論で反対派を乗り切るよりカジノギャンブルのもつ本来のスリル（人間性にはスリルを求めるようなところがある）をもっと積極的に訴えて日本から、そして世界から富裕層を呼び込んで成功に導く努力や計画が具体化しなければならない。パチンコは主にはお金のない人の金のかかる娯楽であった。お金がないから負けつづけると借金漬けとなる人が出、負けて失ったお金を取りもどそうと必死にあがいているうちに依存症へ転落する人も出てきた。富裕層はギャンブルで負け続けても生活自体が破綻する可能性は貧困層より低い。パチンコ店は作業着や普段着で出入りできるが、カジノはそうはいかないだろう。海外や日本の富裕層が大挙してカジノにやってきてカジノ会場を埋めつくせば、ギャンブル依存症化しやすい低所得層は気後れして依存症化する前にカジノには足を運ばなくなるかもしれない。

日本のナイトエリアは社用族や経済的成功者、経済的成功に憧れる人たちの社交の場を提供した。主だった官公庁に隣接したナイトエリアには性風俗の店が軒を連ねている。こういう軍隊と慰安所のような仕事と性風俗の結びつきがどの国でも見られるかどうかわからないが、日本のナイトエリアでは、高級クラブで一晩に何十万も出費できるような人たちがいる。性が目的でお金が使える人向けに日本のナイトエリアは発展してきた。そのことが今、外国人観光客が落とす金の少なさと関連していることを指摘できる。ショービジネス中心の欧米のナイトエリアは夫婦でも、女性でも楽しめる地域だ。銀座の夜は夫婦や女性が楽しむ場所ではない。このように夫婦や女性を排除しているかのようなナイトエリアを生んだ発想には日本独自のものがある。夜に行く場所としては居酒屋ぐらいしかないと、女性や外国人観光客にとっては魅力ある都市ではない。

アニメやJポップに見られるように日本の文化産業は現在、若年層をターゲットにしている。文化や社会が子供っぽくなっている。こういう子供っぽい社会に対してカジノは「カウンターカルチャー」となる可能性を秘めている。遊びは文化の重要な要素である。夜の遊びの目的が下半身か胃袋の満足、人によっては両者の満足に尽きてしまいがちな日本のナイトライフがもっと豊かになるためにもカジノを大人の遊びとして楽しむような文化観が日本で育つ必要がある。

人の行為には利己的なものと利他的なものがある。実用的と非実用的行為の違いもある。営利社会化した社会では行為が利己的なものや実用的なものに傾きやすい。損か得かの基準が全面に出て人々の意識を支配すると、善か悪かといった基準は後退する。人間の行為に美学が生まれにくい社会。ギャンブルには利己的でもなければ利他的でもない、行為自体に意味や重みが当人にはある、純粋行為のようなところがある。ここで言う純粋行為とは他人の価値観や尺度をあてはめることができない行為をそう表している。そういう純粋行為がすべて窒息してしまうような社会はある意味では危険だ。即物化した遊びやニーズが重視されると文化は後退する。私はそういう意味でカジノを容認するような文化観が多少育つことが日本では特に望ましいぐらいに考えている。

日本社会はあまりにも即物化し、実用一本やりに傾き過ぎている。本来、文化と実用は結びついたものだが、今はその実用が不用とどう異なるのか多くの人にとって明白でない。少なくともカジノを容認するような遊びの文化が育てば、男の遊びが大人の遊びであり、社用族の遊びであるような文化の矮小化は維持できなくなると考えている。カジノは性風俗や社用族とは特に関係なく、男性だけの閉鎖的な場所ではない。カジノを楽しむような文化が日本に育つことは意味のあることだと考える私はカジノには反対しない。

偽善的な、あるいはご都合主義的なカジノ擁護やカジノ批判ほどカジノの本質から目を逸らすものはないと、当世の議論の展開に違和感を覚えるだけだ。カジノが出来ればギャンブル依存症よりかは急性ギャンブル中毒が出やすい。これは単純に出るお金がパチンコ以上に大きいからだ。しかし、アルコール中毒が二〇〇万人いるからと言って、アルコールを禁止しないように、交通事故が年間一〇〇万件を超えるからといって自動車を禁止しないように、急性ギャンブル中毒で亡くなる人がいるからといってカジノを禁止するのはどうか。

やむを得ないと割り切り、カジノを推進するのか、やめるのか。日本国内には既に、外国にはないさまざまの公営ギャンブルやパチンコのようなミニギャンブルがあるので、カジノは不要である。不要の理由は私にはそれで十分だ。

しかし、実際に不要なものかどうかは市場的に成功かどうかによって結果的に判断することが望ましいともおもう。アルコールの害や交通事故の存在にも関わらず、アルコールや自動車が否定されないのは多くの人びとのニーズに正当なものがあるからと認められているからだ。カジノの成功が多くの人のニーズによってもたらせられるなら、カジノを否定する根拠はそれだけ弱くなる。

第二章　暴対法とパチンコ

いわゆる暴対法、暴力団対策法（暴力団員による不当な行為の防止等に関する法律）は国会での全会一致の採択後、一九九二年三月一日に施行された。バブル経済時、暴力団は地上げで巨額の資金を得た。その資金を使って暴力団は一部の上場企業の株の買い占めを始めた。表玄関から出入りするような真似をした暴力団にエスタブリッシュメントは勝手な真似をするなとお灸をすえた。そのお灸が暴対法である。

暴対法が出来てパチンコ店は暴力団からゆすられるようなことはなくなった。建前と本音があるように多くの客を相手にする商売では建前では暴力団排除といっても、実際には暴力団との付き合いが金銭的に生じやすい。暴力団員が店内をこれ見よがしに徘徊すると一般の客は落ち着かなくなる。彼らは要求を自ら出さない。そんなことをするとゆすりになるからだ。客への影響を考えてこちらの方が彼らにどうしたいのかサジェスチョンする。こうして「みかじめ料」と呼ばれるお金を毎月払うこととなる。暴力団との交渉の熟練度や、店の規模等によって「みかじめ料」は異なるが持続可能な金額で落ち着くことが多い。法外な要求をして警察に相談されても困るから、暴力団の多くは無茶な要求はしない。こういう暴力団との付き合いが暴対法の施行を機になくなった。フィーバー機の登場後、パチンコ業界は一九九五年前後まで右肩上がりの利益の上昇を享受した。それでも暴力団との付き合いを嫌って家業のパチンコを継がなかった人も多い。私もパチンコ業界に入って初めて現役の暴力団員と接するようになり、彼等との付き合いがいやでしょうがなかった。

人間的には彼らを嫌う気持ちは生じなかったが、脅しに屈している屈辱感があった。恐怖感はあまりなかった。かれらはむやみやたらと凄むわけではなく、組への上納金をなんとかしないと、ということで動いている人たちで、同情するような面もあったからだ。しかし、毎月渡しているお金が反社会集団組織の助成金になっているという苦い思いは常にあった。一度だけ、面と向かってお金の要求を断ったことがある。組事務所の改築資金への協力を求められた時だ。「私は組関係者ではない。だから協力できない」と正論を主張すると相手はすんなりと私のいうことに従った。

暴力団員との接触は日常的にあるわけではなかったが、神経をすり減らすような緊張感が日常的にあった。その暴力団員との付き合いがなくなるなんて夢のようなことが暴対法の施行を機に実現したのだ。しかし夢の実現の後は悪夢のような出来事が襲い掛かってきた。パチンコ店からゆすってお金を引き出す代わりに、彼らは遊技機からパチンコ玉を引き出すようになったのだ。

遊技機のロム（大当たりの出現パターンを決定する集積回路）をこっそりと替えて、そのロムを替えた遊技機から彼等しか知らない打ち方で大量の出玉を引き出すようなことをやり始めたのだ。ロムを替えるやり方としては従業員として紛れ込んで、すきを見て行うやり方や、トイレの用具入れに隠れたまま時間を過ごし、閉店後、誰もいなくなった店内でこっそり替えて翌朝の開店時に退出するやり方といったものがある。

ロムを替えられた遊技機は特定の打ち方をしないと絶対に大当たりしないようになっている。遊技機の盤面のデジタル画面に特定の数字の配列が出ると遊技台のストップボタンを押し続ける。その後に打つ玉が入賞口に入ると、その遊技機は大当たりの連続に入る仕組みになっていた。この不正行為を行う人を「打ち子」と呼ぶ。オレオレ詐欺の「受け子」と同じように、彼らは必ずしも暴力団員ではなくスカウトされた一般人も多い。悪事が目立たないように、一コーナー四〇台前後の遊技機の一割前後がロムを替えられ、店側の人間が気づかないようにするために「打ち子」は、いつも同じ顔ぶれという訳ではないが、何時間も出し続けると怪しまれるので四〜五万円分の出玉を出して帰っていく。その何割かは打ち子の取り分となる。

　この打ち子による被害が全国的にどれくらい発生したかは誰も知らない。ロムを替えられた遊技機は一般の人がいくらお金を使って打ち続けてもまったく大当たりしないので、その分、店の利益となるので店側が被害を警察に届け出ない場合もある。しかし、多くの店は替えられたことを気づかないままに営業を続けた。私の店の場合は、常連の客の情報提供でことが発覚した。客の状況を見るために店内で立っていたら常連の客が私のそばに寄ってきて耳打ちした。「何番台、いつも同じ客が勝っている」と。

　閉店後、その指摘された遊技台を調べたら案の定、やられていた。他にも三台のロムが替えられていた。ロムを替えられた遊技機は「アレジン」というパチンコ機市場でも最も人気の高かった機種の一つだ。連続の大当たり（連チャン性）の確率が高く、勝ちパターンに入ると一〇万前後勝つ人もいた。その射幸性の高さとゲーム性で、台売上も七万円を超えた。しかし、その時点でアレジンの検定期間三年を超えていたので、メーカーからの部品供給を受けることはできず、別のメーカーの営業マンに相談すると彼はどこかで正規のロムを入手してくれた。さっそくロムを替えて営業を続けた。一般客の被害をなくすためにロムを替えたのだが、そのロムを替えたこと自体は風営法に抵触した。

そしてどういう経路でそのことが発覚したのか、ある日の晩に暴力団員がやってきた。事務所のドアーがノックされたので出てみると、背の高い男が立っていた。上着から何かを取り出そうとしたので私はてっきり刑事だと思い。事務所に入ってもらった。机を挟んで座ると男は名刺を差し出した。てっきり刑事だと思ったその男は弘道会の暴力団員だった。刑事と間違えられたその男は、そのことがうれしかったのか恥ずかしいのかわからないような様子で私に話しかけた。

「アレジンのロムを勝手に替えただろ、そのことを客に謝れ」と言い出した。そして私を事務所から連れ出し、店内のカウンター横のコンピューターのそばにまで来ると、「ここでマイクを使って客に謝れ」と再度、私を促した。しかし本当の目的はどうもそんなことではなそうなので、その暴力団員を促し事務所に戻った。その時、その男以外にも二人の暴力団員がいることに気づいた。事務所で私は「本当の用件は何か」と問い質した。「ロムを替えたことを秘密にしとくから二〇〇万出せ」と男は真の要求を突きつけた。

警察を呼ぶとアレジンのロムを替えたことが発覚し、そうなるとその替えたアレジン四台は撤去せざるをえない。しかし、暴力団に強請《ゆす》られるのももういやでたまらなかった。しばらく迷った末に、私は警察に通報しようと電話に手を伸ばした。すると男は私のその動きが予想外のことだったのか受話器に手をかけた私を制止するその男の手が震えていた。

警察への通報を恐れたと言うより、お金を強請る計画がだめになるのを恐れているようだった。その震えに気づいた私は交渉の余地があるとみて「一〇〇万、半分は現金、残りは小切手なら出す」と強請を受け入れた。その間、他の暴力団員とも外で話す機会があったが、二人とも初めて会う私を強請るのがどうも苦手のような感じだった。暴力団員とは言え、普通の初めて会う人間を強請るのは心理的にむつかしいようだとその時は感じた。お金を手にした暴力団員に「もう二度と来ないでくれ」と念押しをすると「分かった」とその男は言って立ち去った。

その翌日に、店に行くと駐車場に大きなベンツがとまっていた。また来たなとピンときた私は、事務所に入るとその男と兄が何か言い合っていた。私は頭にきて今度は警察に通報した。刑事二人がやってきた。やってきた刑事の一人が男を事務所から連れ出そうとした時、男は刑事と兄に向かって「お前ら出て行け、俺と専務二人で話がある」と言い出した。刑事は男のその要求に従って事務所を出た。兄は私のことを心配して出ようとしなかったが、騒ぎが大きくなると客も落ち着かなくなるからと兄を促した。

二人きりになると男は内側からロックをかけた。何もしないと言って刑事を事務所から出したその男の言葉を半ば信じていた私はロックが掛けられるのを見て多少、ビビった。逆恨みで、ドスでやられたら太刀打ちできないからだ。何を言うかと思っていたら男は「二万円貸してくれ」と言った。私が「何にするの」と問うと男は「新幹線代にする」と答えた。二万円差し出すと男は私のすぐそばまで近づいた。一瞬、私はやられると思ったが男はニヤッとして私にチュッとキスの仕種をした。そして男は事務所から出ると刑事の制止を「お前らうるさい」と言いながら無視して立ち去っていった。

翌日私は銀行に電話して振り出した小切手の無効手続きを行い、警察に被害届を出した。警察に行くと「（被害届を出して）勇気がありますね」と言われ、何枚かの顔写真を見せられた。その中にその男はいた。その男の写真を指さすと、刑事は「この男は仮出所中の男です」と答えた。仮出所中の身でありながら男は捕まらなかった。当時はそんなもんかと深く考えなかったが、今考えると（未逮捕の）それなりの理由が思い浮かぶ。当時、警察はカードシステムの導入を進めていたが、店舗によっては実施に踏み切れないところもあった。その当時、市内でも有数の有力店舗であった私の店はカードシステムをまだ導入していなかった。権力絡みで何千万もの出費を強いられることに釈然としないものがあったからだ。そのため警察からいろんな機会に圧力めいたサジェスチョンをされた。

警察事業へ非協力的だとして男の逮捕が見送られたのか、仮出所中の男は逮捕しにくいのか、その辺の事情はよく分からないが、強請の現行犯で刑事が男を署に連行しなかったのも不自然だ。ロムを替えた風営法違反でアレジンを四台撤去後、私の店は急速に客離れが進む。県下で一番早く「裏モノパチスロ」を使いだしたKグループが近くに進出してきたからだ。裏モノは勝ちパターンでは四〇万以上も出るのでアレジンの比ではなかった。パチンコ店から現金機がなくなると暴力団関係者は、「打ち子」を使った不正はできなくなったが、その代わりに今度は偽造カードで荒稼ぎをし、パチスロのロムの改造でも荒稼ぎをした。私の業界での知人の一人、裏モノパチスロでぼろ儲けした人が私に言ったことがある。

「裏ロムを購入するために金庫に常時、領収証が不要なお金を五〇〇万から一〇〇〇万用意しとく」必要があるらしい。彼はこうも言った「裏モノ」はパチスロ設置台数の三分の一がベスト。欲張り過ぎると裏目に出ることもあるらしい。裏モノを使って営業をしていた業者がどれぐらいの数になるかわからないが、相当な金額がロムの購入を通じて暴力団関係者に渡ったとみて間違いない。裏モノパチスロは消費者金融に莫大な利益をもたらしただけでなく、闇の勢力にも莫大な富をもたらしたことになる。

自殺者三万人時代が始まる一九九八年、全国のパチンコ店のパチスロは一〇〇万四六四二台であった。その三分の一のパチスロが裏モノだとすると、その裏ロム代は一台当たり一〇万とすると三三〇億の計算である。新機種への入替えも数カ月に一度は行うのが通常なので、実際はどれくらいの金額になるのか見当がつかない。二〇〇二年に裏モノと変わらない射幸性をもった四号機を認可したのも、暴力団へ流れるお金をストップすることが背景にあったかもしれない。

暴対法施行後、東海地方の暴力団関係者は「打ち子」や裏モノのロム製造で資金を得たが、関西が母体の暴力団、山口組に東海地方の弘道会がその六代目に就任した背景の一つはパチンコの本場（メーカーが集結し、その下請け会社も多い）愛知県に組織があったことも関係しているかもしれない。そのため資金源確保で優位にあったことは否めない。愛知県下ではロムを替えることを拒んだために店長夫婦が殺されるような事件もあった。あとには小学生の子どもが残された。

パチンコが現金機からCR機に変わり、裏モノパチスロが市場から淘汰される状況が続いた結果、暴対法下、組の看板を使えない暴力団関係者は資金源が細り、今度は「打ち子」に変わり、「かけ子」や「受け子」が登場する振り込め詐欺に軸足を移す。

現金機からCR機への移行期には偽造カードの蔓延があったが、経済評論家の室伏哲郎氏はこの偽造カード蔓延による被害を『それればかりではない、霞が関がソックりかえて叱えて業界の反対者を排除、強行した「消費者保護」と「金融秩序維持」、さらには「防犯上のメリット」のニシキの御旗は、八三〇億ものカード変造、偽造不正資金の発生を促し、あまつさえ、相当額がこともあろうに暴力団関係者や外国系マフィア関連業者に流れたとされるのである。お陰で、折角の暴力団対策法でイキの根を止められた暴力団や外国系マフィアが生き返ったといわれるから、その罪は思い。』（パチンコ冬の時代　生き残り作戦P二〇）と記している。

多重債務者の救済では法定利息を超えた分のお金が消費者金融利用者に戻ることとなった。裏モノパチスロにハマッた人にも本来は被害額の救済があってもおかしくはないが、そのことは話題にもならなかった。パチンコ営業等を規制・監督する「風営法」に裏モノパチスロは抵触する。何のための「風営法」かよくわからないところがあるが、そもそも風営法には被害者の救済は謳われていない。大阪のゲームセンターの事件では、グッズを釣り上げて取るゲームで、そのグッズが取れないようにするためにアームを調整し五〇〇万を不正に稼いだオーナーが逮捕された。被害者には同額が弁済されることとなった。この経緯は新聞やテレビで大きく報じられた。

この事件と裏モノパチスロは同列に論じられない点があるものの、両方とも不正な手段でお金を稼いだ点は共通する。裏モノ横行の七年間前後で、不正なパチスロによってお金を失った人は数百万人に上る。その被害額は数兆円から一〇兆円に上る可能性もある。裏モノパチスロにハマッた人はそれが裏モノであることを知っていた。裏モノだから出た時の金額は四〇〜一〇〇万になることを知っていた。不正を知っていてやったのだから自己責任だという議論も可能だが、不正の世界でも自己責任の論理が全面化するとこの世はやったもの（裏モノ営業をした人）の勝ちの暗黒の世界になる。

そして、実際この社会はやったものの勝ちの世界である。裏モノ営業を摘発されたパチンコ店もあれば、摘発されなかったパチンコ店もある。私の直接的な見聞の範囲では摘発されなかったパチンコ店の方が多い。摘発した警察も裏モノで稼いだお金を経営者から被害者に返還させるという発想は不可能だった。現実的には客を特定する作業が出来ないし、仮に特定できたとしても被害額を確定できない。

何が問題で、何が問題でないかはことの重要性で決まるといったものではない。何を問題とするかといった問題意識や、どういう問題が存在するかといった認識能力が必要だ。ことパチンコに関する限りメディアや有識者の関心は総じて低い。そういう無関心が支配するなかで数百万人、その親族を含めるとさらに多くの人がギャンブル依存症や急性ギャンブル中毒で人生を狂わせたり亡くなったりした。そしてことの始まりは、そもそもがカードシステムの強制という権力の乱用にあった。

権力の乱用をチェックするジャーナリズムはことパチンコに関する限りまったく無関心か無知であった。私はパチンコやカジノを存在理由のある娯楽として、あるいはギャンブルとして考えている。一九二〇年代のアメリカは禁酒法の時代であった。禁酒法を押し進めた背景に国内の偽善的な道徳主義があった。禁酒法の施行の結果起こったことは、酒の密造で大儲けしたギャングやマフィアの勢力が蔓延《はびこ》ったことだ。その結果、彼らから流れるお金で一部の政治家や警察官は腐敗していく。パチンコやカジノがなくなるとギャンブル志向の高い人たちの一部は公営ギャンブルに向かうだろうが、一部の人はかつての時代のように非合法な賭場に向かう可能性もある。

私は若いころ、家の近所の喫茶店で行われていた博打で殺された人の大量の血を見たことがある。道路のでこぼこに溜まった大量の血の上を、何台もの車のタイヤが血をはねながら通り過ぎるのを見て、私は人間の身体からこんなにも大量の血が出ることに圧倒された。その人は太ももを刺されて失血死した。

実際、大都市の繁華街では違法の個人カジノが行われている。そういう所に出入りする人は、現在は限られているが一晩で失う金額は限られていない。警察が、長年パチンコを規制しつつも容認してきたのは人々の賭け事へのニーズが悪意を持った人たちに利用されないようにするためでもあった。そういう警察の姿勢は、カードシステム以降は歪んだ形で現在も続いている。

しかし、パチンコファンの数はこの二〇年で三分の一に激減した。市場経済下では物財は大量生産によって単価の下落が起こる。サービス財も同様だ。サービス財でニーズが増えて単価が上がったのは高等教育費ぐらいだ。パチンコは権力の介入をきっかけにパチンコファンの減少が続き、客単価の上昇が起こった。ファーストフード店の安さは来店客の多さの規模が支えている。その規模の大きさは食べることは人間の根源的な欲求で人間なら誰でももつという人間の普遍的な条件によって支えられている。人口の数だけニーズが存在する。もちろん食べることに対するニーズは所得レベルの違いによってさまざまに実現される。

　ファーストフードの隆盛は相対的低所得者数の増大という格差社会の現実と分かちがたく結びついている。ギャンブルに対する欲求は人によっては存在しない。そのため市場規模の拡大にはもともと限界がある。ファンが減り、客単価が上がると技術革新の恩恵がないパチンコのようなサービス財では客単価の下落が起こることはない。

　逆にパチンコの世界では技術革新の応用が客単価の上昇を引き起こした。液晶画面の登場で遊技機価格は高騰化の趨勢を辿った。こうしてパチンコのような市場は依存症化した人たちによって支えられるという趨勢から脱却できない。喫煙率の減少と健康意識の高まりで喫煙者が減り、たばこ代が上がってもたばこを吸い続ける人がいるのと似た状況だが、幸いたばこ代として月に一〇万以上支出する人は少ないであろう。依存症対策としては依存症を生む条件を小さくするしかないが、そんなことも不可能である。

　パチンコ店は今後も店舗が減り続ける。しかし、それは已むを得ないパチンコ業界の自業自得であったとは言い切れない。しかし、エスタブリッシュメントの人たちの思惑の結果と一部の業界人の悪行の合作であるギャンブル依存症者の大量発生の責任の人為性はうやむやのままで今日に至っている。もしかして私の事態の説明が間違っているなら、ここで書いたことはすべて私の思い過ごしに過ぎない。

Ⅱ　人間とは

第三章　介護の世界

私はパチンコ業界を離れた後、介護職を転々とした。最初のグループホームから療養所型病院でのヘルパーまでいろいろと介護業務を経験してきた。サ高住（サービス付高齢者住宅）やデイサービスでのヘルパー、総合病院の看護助手も経験した。

これは高齢化社会と人々の間の対立や分断が広がる格差社会という構造的な問題に翻弄される現代社会における人間の生きざま、死にざまの研究であり、便と人間をめぐる研究である。

グループホームは、入居者は九人が標準の認知症者のための介護施設である。私が介護の世界に職業を得た二〇一一年にはまだ今日のような深刻なヘルパー不足が起こっておらず、私の年齢（当時五十八歳）の男性が介護施設に職を見つけるのは今のようにそう簡単ではなかった。私の履歴書に喫茶店経営の記載があるのを見て、料理が出来ると担当者が誤解して面接に至った。認知症者が自立して生活をしているという建前でグループホームは運営されているので、ヘルパーは入居者と一緒に食事を作ることになっていた。料理が出来ないとグループホームではヘルパーとしては、本来は採用されないようだ。面接で誤解した担当者に「焼きそばくらいしかできない」と正直に言ったが採用されて配属先も決まった。その配属先では入居者は食事作りには携わっていなかった。体が自由に動かない人もいたり、認知機能が低下した人がそばにいると包丁を使う料理の現場は危険であったりもしたからだ。私は就業前に簡単なうどんの作り方や卵どんぶりの作り方を配偶者に教わり、現場で実際に数カ月間、食事の担当者の一人として料理を行った。

うどんは、私のつくったうどんが好評だったというより、年齢層的にうどんが好きな世代の人が多かったので皆さんはうどんを喜ばれた。認知症の人は出る料理に対して不平や不満をいうことはないので、喜んでいるかどうかはどれくらい食べたかによって判断する。数カ月後に、階下のデイサービスが施設全体の食事作りを行うこととなった。専門の栄養士が作るメニューは緑黄色野菜が毎回かなりの量で出た。健康という観念や発想がほぼない人にとって野菜は大事な食材ではなかった。毎回、私は殆ど残された野菜を捨てた。私のうどんが好評だったのは料理の素人がそうであるように味付けが濃かったからだ。八十代から九十代の認知症の人たちに残された楽しみは食べることぐらいであった。健康の観点からメニューを作成するのは間違いではないが食べないことには何ともならない。

亡くなる数カ月前に、私の問いかけに「焼き魚が食べたい」と答えた男性がいた。焼き魚は火を使い手間がかかるので介護施設ではどこでも出すことはない。

私が仕事として介護を避けたかったのは、介護職には便処理がつきものという予備知識があったからだ。配属先の若い女性所長は私のそういう緊張感を察してか最初の二カ月は、トイレ介助はしなくて済んだ。初めてトイレ介助を命じられた時、私は緊張感でその場から逃げたくなった。便失禁の処理に比べるとトイレ介助はまだしも緊張感は少ない。しかし、トイレ介助の時にも緊張感が走る時がある。便意を伝えることをしない、できない人もいるので時間を決めてトイレ誘導を行う。しかし、トイレ介助は密室で行うので、リハパン（リハビリパンツ）を下すと下の臭いが解き放たれ、人によってはかなりの臭いが発せられるうえに、足腰の弱っている人を支えて女性が介助を行うには相当の労力を要する。そのためトイレ介助は適切に行われないことも多い。私がKさんをトイレに連れて介助を行おうとした時のことだ。衣服を下げたらリハパンから上に便がせり上がって乾燥して固着していた。リハパンを完全に下げようとしたら大福もちぐらいの大きさの便が私の手を掠めるかのようにして床に落ちた。私はその時、びっくりして「うわ」と大声を出した。するとKさんは私のその声にびっくりしたようで「何よ、びっくりするじゃない」と私を咎めるかのように言われた。私の前にトイレ介助を担当する人がきちっとそのことをやっていたらKさんも私もびっくりすることはなかったであろう。

その施設には手の皮膚がトマトの皮をむいたように肉が見えている男性がいた。認知症の人を「この人たち暑さや寒さを感じない」という女性のスタッフがいた。認知症の人は何かを具体的に訴えることはないだけなのだが。その女性は介護の世界で働いていることを落ちぶれたこととして考えているようだった。「昔は大きな商売をしていた」と今の仕事をずっとやってきたわけではないことを問わず語りに話した。そういう人の常なのか、落ちぶれた自分より弱い立場にある人にはきつい態度を取った。

私はその人から受けるストレスで血圧が上がり、生まれて初めて蕁麻疹を発症した。皮膚科に行ったら「蕁麻疹はストレスからもおこる」と説明された。その女性は大声で入居者を叱りつけた。言葉によるコミュニケーションがむつかしい認知症者は言葉に反応できないことがある。そういう場合、言うことを聞かない飼い犬を叱りつけるように怒鳴りつけるのだ。しかし、犬は平気でも人間はそうはいかない。その女性の叱りつける声が近所の住民にも聞こえたのか、どこかから訴えでもあったのか、その女性は別の現場に配属された。その女性がいなくなると手の皮膚が剝けた状態のWさんの皮膚が回復しだした。ストレスを感じる人は同じように暑さや寒さを感じることができるのだ。その女性が「認知症の人は暑さや寒さを感じない」といった偏見を持ったのは故ナシとしない面もある。

私たちは寒さや暑さに対する知的理解を持つ。「冬の朝は寒い」と誰もがおもう。実際は寒くない冬の朝もある。認知症の人は気候や寒さを頭で事前に考えない。頭で考えると実際そのように感じだす。そういう感じ方の違いや、言葉で寒さ暑さを訴えないからそういう偏見を人によっては持つことをその後、いろいろの介護の現場で見聞した。

私が他人の便失禁に対応したのはそのWさんが初めてであった。九人の内、四人ほどは自分で用を足すことが出来たので便失禁に遭遇することは日常的ではなかった。だから、オムツを外した時に、人の便を初めて目の前に見た私はびっくりして慌てふためいた。有料の研修で教えられたように、新聞をオムツの下に拡げて便がシーツを汚さないようにした。その後、陰線ボトルにお湯を入れて便をきれいに拭きとろうとした。その時、通りがかったベテランのヘルパー二人が狼狽している私に向かって「誰、お湯を出しっぱなしにしたのは」と非難がましく言った。こういう状況では人によってはサディズム的な言動を誘発するのであろう。私は彼女らに向かって「こんな時にそんなことを言わんでもいいやろ」と言いかえすと彼女らは普段大人しい私に気圧されたのかその場を立ち去った。

そのヘルパーの一人の神谷さんは夜勤の回数を月に八回ぐらいこなしていた。夜勤手当が一回四〇〇〇円つくので、離婚後、家を購入してローンを抱える彼女にとってその夜勤手当は大きかった。

夜勤の時間帯は一人になるので、規定時間以上に仮眠してもそんなことは誰もわからない。夜間の決められた時間にオムツをチェックしないとベッドや布団が小便まみれになることがある。そうなれば規定時間以上に寝ていることがばれてしまうが、仮にばれたとしても夜勤勤務をこなす人は限られているので注意を受けることはない。早番は七時に利用者を起こす。その前にオムツやリハパンをチェックする。Kさんの寝具が尿でびしょぬれになっていたことが何度かあった。所長にそのことを報告すると、彼女は困ったというような顔をしただけだった。何故そういうことが起こるか彼女は知っていたが、知っていてもなんともしようがないのだ。夜勤が苦手の所長は注意して、その夜勤者の機嫌を損ねて、その代わりを自分が行う羽目になるような事態は避けたかった面もあった。実際、所長は多忙で夜勤はほとんどしていなかった。そして夜勤は仮眠を規定時間以上に取れるような神経の持ち主でないと務まらない。この真面目で誠実な所長にそんなことはできなかった。

私は三度ほど夜勤をしたことがあるが、三度とも仮眠すらも神経がさえて出来ず、帰ってからも目がさえ続けて寝られず二～三日体調はすぐれなかった。排尿は誰でも毎日あるが、排便は高齢と体を動かす機会の欠如でどうしても不規則になったり便秘気味になる。四～五日排便がないとソルダナという下剤で排便を促す。神谷さんは排便チェック表を見て自分の夜勤日に排便しそうな人を見つけ出して、その二日前の日勤の人にソルダナを投与するように毎回言いつけた。その日にソルダナが効果を発揮しないと翌日も投与を言いつけた。ソルダナの投与をされるのは殆どがOさんだった。介護歴一〇年以上のベテランの男性幹部に「Oさんの便の臭いは自分の経験した中で三本の指に入るほど臭かった」と聞いたことがある。私は日勤か早番の勤務シフトであったが、遅番のシフトに変更になった。遅番は十二時から二十一時が勤務時間帯である。主婦でもあるヘルパーの多くは夕方以降の勤務に出られない。この遅番は五時から九時はヘルパーが一人体制である。

宵闇が迫ると落ち着かなくなる入居者が出てくる。闇がもたらす不安なのか寂しさか

「何で家に帰れないの」と訴える人もいれば何度もトイレに行ってはトイレ内を散らかし、呼び出しコールを押す人がいる。そういう人たちを含め九人全員を寝かしつけ、人によってはリハパンからオムツに替える。勤務が終わる三〇分まえにはオムツをした人のチェックを行って夜勤者に業務をつなぐ。ある日の晩のこと、Oさんのオムツチェックをしに行った時だ。蒲団を上げるとベッドに敷かれた防水シートにしみ出したものがある。私はひょっとしてと、一瞬心臓が止まりそうになった。オムツのテープを外すとその予感は当たっていた。その時私が感じた恐怖は、映画「ゴッドファーザー」で、映画プロデューサーがベッドで寝ていると異常な気配を感じ布団を上げると血まみれの愛馬の首があるのを見た時の恐怖によく似ていた。大声で叫びはしなかったが、そのまま家に帰りたくなった。そして毎回そんな恐怖に振り回されるより私は別のやり方を試みた。排便パターンに近くなるとOさんをトイレに連れて行き排便を促した。認知症であるため便座に座らせてもその意味は理解できない。しばらく座ったままの状態が続く。力む様子はない。しかし何日も排便していないので出る時は力まなくとも出るようだ。出た時はすっとするのか表情に多少の変化が出る。その表情を見誤って出たものと思って立たせると出ていない時はがっくりと来る。

しかし、便器に二〇センチ前後のナマズのような便が二つもあるのを見た時は金鉱を見つけたような喜びが全身に走る。金銭では得られない喜びはどこにでもあるのだ。

しかしこのトイレでの排便は現実的には継続がむつかしい。足腰が弱り、こちらのいうことが理解できない人を便座に座らせ、また立ち上がらすだけでも一苦労の上、密室のトイレだと複雑な臭いもするからそんな七面倒くさいことは誰もやろうとしない。

便の問題も大変だが、入浴も一大事だ。そのグループホームは身体に障害がない人を収容しているという建前で認可を受けたらしく、風呂場には手すりが一切なかった。手すりがないと風呂場から出すのに一苦労するような入居者がいる。湯船の中で気持ちよくなった人を抱えるようにして湯船の外に出すのであるが、これが相当にむつかしく力を要する。先ずどちらかの足を外に出すのであるが、どうしても力づくになるので相手は怖がって体を強張らせる。強張らせた状態でなかなか足が外に出ない。Kさんを出そうとした時、Kさんは怖がって出ようとしない。

焦る私はKさんの右足を持ったまま「右足を出して」と数度呼びかけたが意味が通じないのでなかなか出そうとしない。何度も叫ぶように訴える私の様子を見てKさんも叫んだ。「右足ってどっちよ」と。そういうことが普通なので、ここでは冬場でもシャワー浴で対応することが多かった。入浴に手のかからない人もいるが、そういう人たちも基本はシャワー浴だった。湯船ではみなさん気持ちよさそうな様子なので、湯船に入れてあげるのが理想的なのだが、介助者が女性だと肉体的負担が大きく支えきれずに転倒する可能性もある。

シャワー浴はやむを得ない。私と同年代の女性が無理して入居者を湯船に入れた時があった。湯船から入居者を出すに出せず、彼女はやむを得ず呼び出しコールを押した。駆けつけると彼女は多少、事態の成り行きにショックを受けたようだった。このグループホームの人事は生え抜き主義で所長も若くして抜擢された。そういう生え抜き主義の抜擢の帰趨は、時によっては抜擢された人に重くのしかかる。真面目で責任感の強いひとほど苦労する。

その若い所長は、結婚ではなく仕事に生きがいを見出そうとしているかのような印象を私に与えた。業務に慣れない私に気遣ってちょっとした会話を彼女とした時のことだ。仕事の関係で私が浦安にいたことを履歴書で知っている彼女は「東京はどうでしたか」と言った。私は「東京には人生があるが、地方には生活しかない」と答えたら彼女の表情は思い当たるようなところがあると思っているかのような寂しさを現した。少なくとも私はそう感じた。

　結婚を断念し地方都市で仕事に生きることの予想がある種の寂しそうな表情となって現れたのでは、と私には感じられた。実際は、東京には幻想があるだけで、金持ちはその幻想にすがって人生を送れるが、地方には都会にはない自然環境が身近なところがどこにでもあり、人間の生活のもつ自然環境の意味を重視する人には、大都会は空虚すぎるのだが、若い人がそういう達観に至るのはむつかしい。

　しかし、その彼女も抜擢後、一年ほどして仕事をやめ「二度と介護の世界には戻らない」と言って辞めたことを、私がそのグループホームをやめて一年後に、かつての同僚から知らされた。所長より二〇近い歳上でヘルパー歴も長くその能力も高い神谷さんが若くして所長に抜擢された久田さんに嫉妬していじめているのを現場で何度も見ていたので、私はその若い所長さんが辞めたことは意外ではなかったが、何か辛くなるような気持ちに襲われた。所長と神谷さんがうまくいかないことを気遣って施設全体の責任者が神谷さんの配属先を変えようとして神谷さんと話し合いを持った時、所長はこれで問題が解決するかのような安堵感を持った表情をしていた。うれしそうだった。その嬉しそうな様子をみて私もうれしくなった。一般化はできないが、私の体験の範囲で言えば介護の世界で働く中年女性の気の強さは男性支配の他の職場では経験がむつかしいと思う。女手一つで家族を支えなければならない状況がそういう気の強さを生んでいる面もあるが、男女関係の在り方がまだまだ因襲的な日本では離婚女性がセックスを楽しむことはむつかしい。家族を支えなければならない重圧下、食べる以外の喜びにアクセスがむつかしい男性優位社会では、働く女性は時に家庭で充足されない自然欲求の抑圧から生まれるフラストレーションを攻撃性という形で弱者に向ける。この場合の弱者は男性であれ、女性であれ気の優しい人や弱い人だ。現在の子どものいじめの陰湿さは潤いを欠いた大人社会の陰画にすぎない。

神谷さんはそのグループホームに居座り続けた。てっきり転勤になるものと思っていた私は神谷さんに直接尋ねてみた。「転勤と違いますの」と。神谷さんは「転勤はしない。転勤さすんやったら、ここのことを市にばらす。入居者の入浴は週三回と市に報告しているけど実際は週二回しか入れてないやないの」と答えた。そして神谷さんはそのグループホームに居座り続けた。こうして気の強い逞しい神谷さんに、所長の久田さんは押し出されるようにして辞めた。福祉法人が若い人を所長に抜擢するのはそれだけ長く働いてもらうことを期待してのことだ。途中入社の中年女性である神谷さんが所長になる可能性は最初からなかった。神谷さんが壁に手をつかせて立ったままの男性のオムツを替えた時の手際の良さは見事だった。神谷さんは夜勤の時にすっきりと眠れるように毛布を持参し、ケアマネジャーの試験に備えて参考書も持ち込んだ。その甲斐があって神谷さんは試験に合格し、一方の所長はその試験に落ちたことも二人の関係をよりむつかしくした。私は神谷さんの生きる上での逞しさとヘルパーとしての技量に敬意をおぼえるものの、久田さんの誠実な生き方がそのたくましさの犠牲になってしまったようでどこか悲しい。わたしは今も時にそのグループホームがなつかしい。私の数カ月後にそのグループホームに入った看護師は偽善性のない献身的な人で、その上美しかった。後輩職員となる二人の女性ヘルパーはそのグループホームが初めての介護職であったので、裏表のない働き方で一緒に働いていていて楽しかった。

入居者はそれが認知症の症状によるものなのか、悪意や攻撃性はまったくなく、社会人になって以降、人の悪意や偽善に満ちた世界に生きた私としてはその人たちと一緒にいるとある種の心の平穏が得られた。時間が静かに穏やかに過ぎていくような感覚が今も記憶に残る。一人、頭の一部が陥没している女性が入所してきた。その陥没が手術によるものか事故による脳の器質障害なのかわからないが、その女性だけは時にひどい攻撃性を特定の別の入居者に向けることがあった。その方の日常的な行動はグループホームより精神科の施設の方がいいのではと思ったりもしたが、親族としては精神科の病院よりグループホームの方が望ましいのかもしれない。グループホームの隣のスペースに新設された多機能型ショートステイ施設にもやたら攻撃的な男性が来ることとなった。女性スタッフは皆その高齢の男性の人の嚙みつき吼えるような物言いを恐れた。施設としては受け入れを躊躇したようであったが、しばらくして解決策が取られた。薬を投与された男性は廃人のようにおとなしくなった。薬のおかげで家族はその男性を施設に預けることができ、施設は安心してその方の世話をできるようになった。

グループホームを辞めた後、私は大阪市内のデイサービスに勤めることとなった。デイサービスは自分の意思を表明できる高齢者の介護施設だ。その利用者にまた来てもらうために事業所側はいろいろとアトラクションを用意する。利用者にお気に召さないことがあってはならないとスタッフのヘルパーにはホテル並みの接客を求めるので、私はデイサービスでの仕事が一番むつかしく感じた。ホテルと異なりヘルパーの時給は低い、利用者の料金には税金が投与されている点から言っても、利用者にまた来てもらうためにスタッフに卑屈なまでの接客を求めるデイサービスは私には経営本位の偽善に思えたからだ。

社会人としての経験が少ない福祉大学出身の責任者は高齢者の心理や思いをあまり体験的に知ることなく、利用者の数や来館回数が成績に繋がり、ひいては給料の査定にも反映するので利用者に対しては愛想やお世辞を欠かさないが、スタッフに対しては厳しく接した。デイサービスでは昼食の提供と風呂の提供があり、そのほかレク（レクリエーションの略）と呼ばれる時間帯がある。体を動かすことが目的のゲームやカラオケがレクのメニューだ。

カラオケは人気のメニューだが、どうしてもマイクを人より多く握りたがる人がいたり、他人の下手な歌を聴きたくない人もいて人気があるからといって毎日やらない。家に帰ってから家族に「下手でうるさい他人の歌を聞きたくないからデイに行くの、もういや」と言い出されても困る。誰もが特に楽しんではいないが、誰もが特に不満を持たないお仕着せのレクが中心に行われる。

デイサービスに行って面白くなくても、家に帰る楽しみがあるからデイサービスに来てるような人も多い。そういう人たちには家に帰ると家族が待っているからだが、家族の方はできる限り毎日デイサービスに行って遅く帰ってくることを願う。毎日無事に帰ってくることを祈るように願っている家族もいる。

親の年金にぶらさがって生きている子供たちだ。子供といっても五十代から七十代まで様々だ。そういう人たちは親が生きていることが命綱になっている。親をあてにできるから子は自立できないのか、子が自立できないから親は長生きするのかわからないようなところがある。九十歳前後の単身者は家に帰っても誰もいないので家に帰る楽しみはない。中には家に帰ってからが大変な人もいる。その人たちは私を先生と呼びかける。日本人はそう呼ばれると誰も悪い気はしないと思っているからか、単に他の呼び方が思いつかないのか知らないが、八十過ぎのSさんにこう尋ねられたことがある。「先生、うつ病って治らんのでしょ」と。私は「そんなことはないのと違います。何でですか」と今度は私が聞くと「息子、三十の時に、勤め先の大阪府庁でいじめにあい、そのことが原因でうつ病にかかり、病院に行ったらうつ病は治らない」と言われたらしい。そしてその息子さんはその後三〇年以上家に引きこもっているらしい。Sさんを初めて家まで送迎バスでお送りした時、玄関にその息子さんがSさんの帰りを待ちわびているかのようにして出迎えるのを見た。優しそうな表情の息子さんだった。その表情には親の帰りを待ちわびる園児のような安堵感があった。いじめが息子さんだけでなくSさんの人生に永遠に続く重いものを背負わせてしまった。

もうひとりのNさんは下半身がマヒしており車いすが欠かせない体であった。そのため、すこし寂しそうな感じがいつもつきまとっていた。Nさんもわたしを先生と呼んで「先生、自分は足が悪いので結婚できなかった」と淋しそうに言われたことがあった。そのSさんを初めて自宅に送っていった。本人以外誰もいない台所と一間のアパートの玄関スペースで、車いすからNさんを下して台所の床に上げると私たちはそのまま立ち去らなければならない。両足がまったく動かせないSさんは両手を使って体を動かす。私はその様子を見て頭をガンとやられたような衝撃を受けた。一人で、何かあったらどうするのだと。

デイサービスの職員は送迎する人を玄関まで運ぶことはできるが、室内には入れないという規則があるとのことだった。盗難や事故の時の責任や保障が絡むので利用者の家の室内には入れない規則だそうだ。Nさんは訪問介護のヘルパーが来るまで一人きりで物事に処さなければならない。その訪問ヘルパーも時間が来るといなくなる。Nさんは私に話し相手になって欲しいのかよく飴をくれた。しかし、現場では特定の人と長く話し込むと他の人が嫉妬したりするので、Nさんと話し込む訳にもいかない。

グループホームでは認知症の人はわがままを言わないが、デイサービスでは事業所が利用者を甘やかすことでまた来てもらおうとするので、わがままな人も多少は出てくる。送迎先で挨拶をきちんとしなかったと抗議をしてくる親族の方もいた。介護施設には現役世代の税金が投与されている。客という「特権意識」で理不尽なわがままを言う人は、福祉は皆で支え合って初めて円滑に維持できるなんて考えない。不満をぶつけやすい相手がいればその人に不満をぶつけることで日常の憂さを晴らすかのような人は、人が人を嫌う社会を生み出していく。シチュエーションが変わると今度は私のわがままの番だとなってくる。

デイサービスでは便失禁に立ち会うことはまずないので便対応が苦手な人（平気で得意な人はいないが）には勤めやすい面があるかもしれない。私は介護施設で最も建前的、偽善的に感じるデイサービスにはなじめなかったが、そこで知り合ったNさんやSさんのことが時に気になることがある。そこには懐かしい思いはない。人の運命の過酷さを目の前にしたやるせなさだ。

デイサービスを辞めた後、また岐阜に戻り、今度は老人ホームとデイサービスを兼営する介護施設で入浴介助専門の仕事に就いた。この施設の風呂場は一〇坪以上あり、湯舟がその半分くらいを占めた。最初の日に網がおいてあるのに気付いた。何に使うんですかと尋ねると、湯船で誰かが便をしたら、それで拡散した便をすくい取るとのことだった。湯を張り替えると一時間くらいかかるのでそうせざるを得ないとの説明だった。

一度、湯船にうずくまっている内にゆるくなって便をした人に遭遇した。しばらく固形を保つが段々小さな粒状になって湯全体にその粒が拡散していく。湯船に腰を屈めてその粒状の便を取るのはかなりきつい作業だ。足が湯につかっているのでその分熱く、腰を屈めて作業しているので下からの湯の放熱もきつい。他の人たちは鏡に向かって座って体を洗ってもらっていたり、その場を見たとしても便を掬っているなんて想像もできないから騒ぎにはならない。

認知症もなく、自分の足で立てる人の入浴介助は大して力を要さないが、足元がおぼつかない人や障害を持った人はその人たちに椅子に座ってもらって洗う。下から尻が洗えるようにその椅子の真ん中は穴が空いている。しかしその穴の上に座るとその重みで肛門近辺がふさがれたようになるのでこの椅子ではきれいに肛門を洗えない場合がある。私は自力で立てない男性に縦型になった手すりを、その人の使える左手で持ってもらい、私の右手はその人の身体を支え、左手でその人の肛門をしっかりと洗ったことが何度かあったが、一度その男性がよろけた時は倒れないように必死になって支えたことがある。そんな無理して洗うことは誰もしないので私もしなくていいのだが、変に気になるとそうしてしまうようなところが私にはあるようだ。

親猫が子猫の肛門を舐めるのは、便の滓に虫がつかないようにするためだが、人間の場合、虫がつくことは考えられないので、そういう意味でもそこまで危険な思いまでしてやる必要はないのだが。

その男性はオムツを外せないので、陰嚢部分に空気が通りにくいため入浴時にオムツを外すと、一気に空気に触れて猛烈な痒みに襲われるようで人目に関係なくぼりぼりと掻き始める。いつもその掻いた手が入浴前に私の肌に触れないように気を使った。

便意をつたえることができる人でもオムツを外せないのは、自力で立てない人をトイレ介助で排便させることは女性の力では出来ないからだ。体重が重い人だと二人がかりでも大変だ。男性でも相当に力を要し、むつかしく一人ではできない。オムツをあててベッド上でおむつ交換する方が楽で危険を伴わないから意識活動のあるなし、年齢に関わらず皆おむつをあてる。意識活動が普通にある人は辛いかも知れないが、五十代で、脳梗塞で倒れたら意識はしっかりしたまま体の不自由度が高いと死ぬまで数十年オムツを外せなくなる。

件《くだん》の男性は入浴後、といっても体がマヒした男性を湯船につからせることはできないので、シャワーを流すだけだが、食堂では本当に満足感を顔いっぱいに浮かべて食事をしていた。どの介護施設でもおいしいものを食べるのはむつかしい。しかし、脳梗塞で死を免れたその人にとって生きることは食べることである。食べることに生きる喜びを見いだせる人は強い。

一方、体の不自由度が増す九十代になっても自分の足で歩こうと努力する人もいる。湯の中だと浮力がついて歩きやすくなるので体の洗浄後、風呂の中で歩行訓練をして欲しいと九十過ぎの女性に何度か頼まれたことがある。私が両手を持って支えてあげると湯の中では浮力が働くので、彼女は湯の中では比較的楽に足が動くのでとても喜んだ。しかし、資格のない私がリハビリのような真似をすると見咎められるので、そういうことは気軽にできない。

骨の病気で体が奇形になった息子をかいがいしく世話をする九十四歳の母親がいた。いつも湯船にジャボンと飛び込むようにして入り、さっと自分で体を洗うその母親の姿は、自分が倒れたら息子はどうなるか心配で、いつまでも元気でいないとだめだといったような気迫があった。七十代前後の息子さんは骨のないペニス以外は全体的に奇形が及んでいた。

私はそのお母さんの生きる姿に感動しながらも、時々その正常なペニスを使う機会のない息子さんをどのように思っているのかという不謹慎な考えによくとらわれた。出入り口前の廊下に二人で座り、息子の身体を自分の身体で受け止めてガラス越しに外の景色を見ていろいろと息子に語りかける母親の姿をたまたま見かけた時、私は母性の本能の崇高さを見たような感動と同時に苦い思いにとらわれた。

人の個体間格差（体格的、肉体的能力、知的能力）は大きい。成長したライオンのオス同士で体重が二倍差になるような例はあるのだろうか。早く走れないチーターは存在するだろうか。人間は他の動物と異なり適者生存の法則の貫徹から免れている。家族や親族で支え合って生きることによって単独では生きることが困難な人でも生きることができたからかもしれない。

そして社会貢献や国家への忠誠、献身、生産性といった社会規範や価値観を前面に押し出した社会では排除されかねない人も近代以前の小さな社会単位の世界では家族の力が大きな支えとなって個体間格差があっても生存できたのではと思う。奇形を特別視しない社会ではペニスを排尿以外の用途で使うこともあり得る可能性が高いと思うことがある。

入浴介助専門の仕事を辞めた後、私は総合病院の脳外科病棟の看護助手として働くこととなる。看護助手の仕事は後に経験する療養所型の病院のヘルパーとは異なっていた。シーツ交換や退院後のベッドの消毒、環境整備と呼ばれる病室の簡単な消毒、検査室への入院患者の搬送、薬局まで入院患者全員の薬を取りに行き、その薬に個人名のラベルを貼る等が日常業務であった。

脳梗塞で倒れた男性や、寝たきり状態の人が多かった。この病院の看護助手としての仕事で力を要するのは入院患者をベッドから車いすへ移乗する時である。足元の覚束ない九〇キロ近い女性を支えて車いすへ移乗しようとした時、その女性の重さを支えきれずに後ろに転倒したことがある。幸い私の身体が下だったので、私の身体がクッションとなって女性は何ともなかったが。

その総合病院で、最初、私は若い看護師の人たちから「変なおっさん」ぐらいに見られていたが、だんだんと受け入れられるようになっていった。この岐阜県下の総合病院はたまたまなのか、美人の看護師が多かった。同世代の男性の多くは大都市の大学に進学し、卒業後は彼の地の会社に就職して地元には帰ってこない。毎日相手にする人間が高齢者の入院患者ばかりでは彼女たちも気の毒だとよく思ったりした。

野に咲く一輪の美しい花が誰に摘まれることなく枯れていく運命であるかのような寂しさを予感させた看護師もいた。しかし、地方都市では女性にとって結婚は人生最大で最重要なものだ。見た目にはバランスの取れていないカップルも目につく。

意識活動が低下して寝たきりになっても痰はたまる。痰を吸引する時に管を通すが、皆さん、それが苦しそうで昏睡状態の人も苦しそうにされるのを見ていると、その時だけがその人は生きているという感じに見える。その苦しみ方を見ているとサディスティックな傾向のある人なら自分も一度やってみたいと思うだろう。私はやってみたいとは一度も思わなかったが、高齢で回復の見込みのない昏睡状態の人をそうまでして生かし続けている病院で働いていることに罪悪感のようなものを覚えたことはある。

自分の意思を持ち、その意思を表明できる高齢者の中には死にたいと漏らす人もいれば、食事に口をつぐむことで拒否する人もいる。そういう自殺の意思は病院では尊重されない。生きてこそ病院に収益をもたらすので食事を拒否しても点滴で今しばらくは生き続ける。五〇近いベッドの八割以上が常時埋まっていたこの脳外科病棟の仕事で看護師にとって大変なのはやはり便の処理である。寝たきりの老人が多い病棟なので、怪我をして、あるいは病気で入院した若い人や壮年の人を治療する医療の現場という感じは殆どしなかった。

老人ばっかりで人によってはモチベーションが上がりにくいのではと思うほどだった。下剤を使って排便させることも多い。下剤を使うと人によっては大量の軟便が出て、その処理は固形の便処理とは違う緊張や負担が伴う。そういう日常業務に若い看護師さんの中には嫌気もさす人がいるようだ。「わたし、看護師に向いていないみたい」と私に語りかけた人もいた。

その看護師は女優に向いた顔をしていた。その上、ナースコールが頻繁になる。大したことでなくともナースコールをすぐに押す人もいるので、看護師さんはナースコールにはすぐには応えない。実際に、客観的に見て看護師さんのそういう対応が問題だと感じたことはない。実際にいちいち迅速には対応できない面もあるからだ。

首を痛めて短期の入院をしていた七十前後の男性がたまたま近くにいた看護師にトイレに連れて行ってほしいと呼びかけたことがあった。その時、看護師はオムツにしてくださいと促した。たまたまその現場にいた私は「私がトイレにつれて行きましょうか」とその看護師に尋ねると「いいです」と言われた。一度そういうことをすると次回の対応がむつかしくなるからだ。

看護師が二人いないと自力で立てる人でもオムツをした男性のトイレ介助はむつかしい。二人の看護師をトイレ介助に割く人的余裕はないのが現実だ。自分の便でもオムツにするのは慣れるか、意識活動が低下するかどちらかでないと誰でも気持ち悪い。そんな他人の便を処理するのは誰でも気持ち悪い。そういうことでそういう便処理は看護師ではなく資格としては数段低い、あるいは無資格でも業務に携わることができるヘルパーに委ねる動きが広がっている。新聞記事によると看護師の資格や准看護師の資格を持った人の三分の一が看護職に従事していないとのことだ。その事実が病院業務で便処理が増えたことと関連する部分があるのかどうかは別にして、病院の入院施設が高齢者の受け皿となっていけばヘルパーへのニーズがさらに高まり、一般の介護施設のヘルパーのニーズと競合する。

他人の便処理を平気で行える人はいいが、普通は、人は皆、他人の便を恐れ嫌う。労働力人口が減り続けているので他のサービス業でも人手不足が深刻化しており、今後さらにその傾向は強まる可能性は高い。同じ時給レベルならば、便処理のような業務の伴わない他のサービス業へ人は流れる。実際、現時点でもヘルパーの有効求人倍率は他業種の三倍近い。

今後数十年、高齢者は増え続け、ヘルパー不足がさらに深刻化する。今でも混乱する介護の現場の状況を見れば、すさまじい現実が私たちの前に待っていることがはっきりと見える。私がその病院で看護助手をしていた二〇一五年当時でも夜勤業務はバングラデシュの人々が担って、看護師をサポートしていた。日中の業務でもペルーやフィリピンの人々が働いていた。

寝たきりで言葉を発することのない、あるいは少ない老人が多い病院では言葉が通じなくても大きな問題は生じないが、病院は職位に基づくヒエラルキーが確立した社会だ。医師、看護師、ヘルパーの下に外国人ヘルパーが位置づけられる。ヒエラルキー構造が確立した職場では階層が隣接した人たちで偏見に基づく軽視が起こりやすい。

私は別の病院で、外国人のヘルパーが日本人のヘルパーに異常に気を使っているのを見て時に胸が痛んだ。「すいません、すいません」とそんなことを言う必要のない場面でも日本人ヘルパーの機嫌を損ねないように彼女は「すいません」を連発していた。看護師はヘルパーより一ランク上なので外国人労働者に対しては、潜在的に自分たちの地位を脅かす存在とは見る必要のない余裕が比較的に寛容な態度を生んでいる。

二年間働いたサ高住（サービス付高齢者住宅）では中国人の看護師と日本人ヘルパーの間

では、看護師よりヘルパーの方が低い位置づけを反映して、ヘルパーは中国人看護師に対しては比較的に低姿勢だった。これには看護師不足が反映している。どこでも何人でも看護師は引く手あまただ。自分の態度が原因で、その中国人看護師に辞められたら経営者からは睨まれる。

下に外国人労働者がいない場合、ヘルパー間で差別構造が生じる。それは勤務年数の長さの違いや、私のような高齢で男性のヘルパーの存在によって生じる。ヘルパーの世界では男性はマイノリティーとなる。わたしは介護の仕事を通じて「女性嫌い」になった。自動車教習所の教官のようなきつい物言い、舅や姑のような陰湿性、狡さに腹が立っても相手が女性なので男としてはぐっと我慢するしかない。

相当な規模の数の外国人労働者を受け入れないと介護の現場はもたないが、その人たちが移民として受け入れられ、定住や永住が可能になるような社会に日本はなっていくだろうか。介護の現場の世界で虐待や放置が日常化するのは人手不足のストレスから生じていると私は見ていない。

介護という仕事はモチベーションが上がりにくい仕事である。人は職業的に低い位置づけをされるような仕事で誠実に誠意をもって働くのはむつかしい。外国人労働者は日本とは異なる文化や歴史的背景を持った国や社会で生まれ育っている。

私が現場で見た限りで言えば、勤務態度としては日本人ヘルパーのような顕著な裏表や職業的倫理観の欠如は少ない。もちろん、こういう彼らの姿勢や態度の背景には異国でその国の人以上に頑張らないと受け入れられないという緊張感や覚悟、法的地位の不安定さが強く作用しているだろうが、それだけでは説明がつかないと思う。偽善性や建前の強い日本社会で育った人は通常の世界ではその社会規範を維持しても、高齢や病気で無力化した人の前では全面的にその人の本来の個性が出るようだ。

人は赤の他人を真に気にかけるようにはできていないと、つくづく思い知らされる。ましてや介護の世界で働く人はもともと恵まれた社会背景を有していない。社会背景的にハンデを背負った人は他者に対して善意を持つ余裕があまりない。これは恵まれた人は善意に満ちているという意味ではない。

可能性としては、人は他人からやさしく善意に満ちた態度で接せられる機会が多いと、同じように他者に対して優しく善意に接するという人間性があるからだ。そして極限まで発達した消費経済社会は人々の自尊心を歪んだものにしてしまう。

自尊心はエゴイズム化しやすい。そういう意味で、真摯に赤の他人の苦しみに共感をもつ人間的能力がこの消費経済社会では育ちにくい。そういう意味では外国人労働者が望ましいという意味ではなく、赤の他人で要介護の人を世話することはきれいごとではすまないということに目を向けたいからだ。

総合病院のあと、私は大阪市内のサ高住に仕事を得る。サ高住は月額十数万払えば入居できる老人ホームだ。この十数万は、たまたま月額の生活保護費と大差がない。そのせいかどうかは知らないが、私のいたサ高住は生活保護者の割合が三分の一から半数を占めた。見た目には生活保護者は親族の訪問がまったくないか、よくあるかのどちらかであった。生活保護を受けている負い目が親族の訪問を手控えさせる一方、生活保護を受けているから粗末に扱われているのではという不安から頻繁に訪問をする親族もいた。

高齢者や認知症の人は水分の補給を自ら要求することはあまりないか、まったくできない。そのため、水分不足が原因で体調がおかしくなる人も多い。そういう事情をよく理解して対処するのがヘルパーの責任であり、仕事であるのだが、現実は厳しい。水分を補給すると尿が出てオムツのパッドを替えなければならない。パッドの交換が楽にできる人はいいが、そうでない人は大変な労力を要する場合がある。足だけでなく、手も不自由な人のトイレ介助は技術的にむつかしいだけでなく相当な労力を要する。

その施設で最初の頃、坂上さんという手足がともに不自由な男性がいた。その人のトイレ介助は二人で行う方針であったが、こういう職場ではヘルパー同士が気を合わせてトイレ介助に取り組むことがむつかしいし、充分な人手が確保されていない状況では現実的にはさらにむつかしい。坂上さんは食事も水分の補給も自分一人ではほとんどできなかった人だが、水分や食事は尿や便の元だ。施設側としては食事介助が必要な人としていたが、ヘルパーによってはそのことは必ずしも尊重されなかった。

完全な寝たきりでない人の意識活動は食べることに集中する。坂上さんが不自由な手を使って必死の形相で食べようとする姿は見るからに痛ましかった。私が介助しようとすると「坂上さんは自分で食べることができる人で、自立支援のために介助しなくていい」と何度か介助を制止された。自立支援という名目にかこつけて体力を要する介助業務をしないのはどこの介護施設にでも見られるが、体力を要さない食事介助をしないのは実体的に虐待や放置と変わらない。

私の介助を制止した人に、特に悪意は感じられなかったがそれだけに一層怖い。悪意がなくても結果的に虐待や放置になりかねない事例になることがいくらでもあるからだ。坂上さんの尿が少ないと管理レベルで騒ぎになった。何日も尿パッドの尿量が計測された。

その計測は私の発言で中止となった。管理レベルの人は食堂でのヘルパーの働きや動きを必ずしも把握していない。「水分を取っていないと尿は出ませんよ」と当たり前のことを言ったに過ぎないが、みな多少は思い当たることがあるので私のその意見は尊重され、坂上さんの食事介助は従前より徹底された。

その結果、尿量は回復した。しかし対応が遅すぎた。体調が悪化した坂上さんは病院へ運ばれることとなった。入院後、坂上さんは戻って来なかった。病院で死んだわけではないことは同僚から聞いた。聞き取りにくかったが坂上さんは言葉を発することができた。「戻りたくない」と訴えたのか、あるいは病院から別の受け入れ先に行ったのかはわからない。日常的な治療が不要で介助や介護に手のかかる負担の大きい人は病院でもいろいろな介護施設に受け入れ先を探すようだ。

人によっては病院と介護施設をキャッチボールのように行き来する。こういうやり取りが生活保護の受給者の間で見られるのが、たまたまそうだったかどうかは私にはわからない。生活保護の受給者で身寄りがない人、認知症状が見られる、あるいは持病がある人、身体が不自由な人は今や貧困ビジネスの重要で貴重な経済資源だ。石油のような天然資源のない国がこういう人たちの存在にビジネスチャンスを見出すことはやむを得ないことかといった問題とは別に、貧困ビジネスが政府の経済政策が生み出せないような有効需要（購買力の裏付けのある需要）を生み出している面があることは事実だ。

生活保護受給者の多い療養所型の病院では、ヘルパーの正社員化比率は他の介護施設のヘルパーの正社員化比率より高い。療養所型病院では、ヘルパーの正社員は基本給の三カ月分前後を年間の賞与として支給される。

病院と他の介護施設の収益の違いや差がこうした処遇を可能にしている。女性ヘルパーが六十歳近くになっても正社員の処遇を受けることができる現場はそう多くはない。一方、他の介護施設でも六十過ぎの女性のヘルパーが労働力の重要な担い手として活躍している。こういう介護の世界では政府のいう女性の活躍社会は決して夢物語ではない。政府のいう人生一〇〇年時代の中身は要介護の期間の長期化である。一〇〇年時代と女性の活躍社会は表裏一体の関係にある。

いま、介護施設で生活をしている人の多くは戦前の生まれだ。この世代は自然食品で育ち戦後の窮乏を知っているので、施設で出される食事に表立って不平や不満を口にすることはない。嫌いなものは黙って残されるが、健康に欠かせない水分補給にはこだわる人もいる。しかし、お茶のお代わりをしない方も多いし、コップ一杯のお茶を残される方もいる。食事が進まないからお茶もあまり飲まないといった食事メニューとも関連するところもあるが、この水分補給は施設側が特に意識し、配慮して行う必要がある。

特に認知症者には口のきけない人や、水分補給の意思表示をしない人もいて、あるいはできないので特にその辺の配慮が必要だ。Yさんは症状としては軽い認知症で、KさんはYさんよりその症状が重い人だ。二人とも水分補給（お茶のお代わり）の意思表示をしないし、ヘルパーもなかなかそんなところに目が行き届かない。

実際は、お茶をつぐために動くのが面倒くさいといった面もあるが、人より余分に働くと損といったような気持ちが誰にも生じるようなところが現場にはある。社会のどの局面でも人と人の関係の希薄化が、協同精神や連帯感を生み出すことをむつかしくしている。何をするにも損か得かといった計算が行動を支配する殺伐とした空気がある。私は職場のそういう空気に抵抗感を覚えるが、かといって率先して人より余分に働くのはむつかしい。介護施設では、仕事内容がトイレ介助やオムツ交換が主業務なので、積極的に働くと便との遭遇が生じやすいからだ。

Yさんの食事中の異変を私に教えてくれたのはテーブルの向かいに座る九十過ぎの女性、結城さんだった。彼女の目配せとYさんの方を示す手の動きに気づいた私がYさんの方をみると、Yさんは車いすの背もたれから出た上体と頭が後ろの方にだらっとなっており、意識が朦朧とした感じだった。すぐにお茶を飲ませるとYさんの体調は、少しはもちなおし始めた。看護師も対応してその後はいつも通りになった。そして、その日からYさんへの水分補給が重視された。

パート労働力が主体の施設では特定の人を担当にした業務の振り分けはしない。その日に出勤する何人かが時間帯別に振り分けられた同一業務を行う。Yさんの部屋にペットボトルに入れたお茶を常置することとなった。その時間帯の業務を割り当てられたヘルパーがYさんにきちっと水分補給を行えば問題は生じなかったかもしれないが、Yさんはよくある人のタイプとして人が何かをしてあげようとするとそれを拒む人でもあった。

Yさんも尿が出なくなったと騒ぎになった。今度は坂上さんのようには原因が分からなかった。管理者レベルの意識では居室での水分補給が充分に行われているはずであった。しかし、食堂に戻されたYさんのペットボトルにはお茶が残っている時もあったのを私は何度か見たし、看護師にYさんがちゃんとお茶を飲んだか訊かれたこともあったので看護師レベルではそれなりに気をかけていた。しかし、現場のヘルパーの仕事ぶりを正確に把握していない管理者レベル（経営者や経営者の機嫌を重視する人）の考え方が物事を決定するので、総意としてはさまざまの意見は反映しにくい。水分は取っているはずだった。体調を崩したYさんは病院に運ばれた。施設側から病院へは、施設側が仮に実際の原因を把握していても、水分不足が原因で尿が出にくくなったとは伝えられない。水分不足を認めることは施設側の管理責任を認めるようなものだからだ。

一方、経験的に、病院側が、水分不足が原因だとうすうす思っていても、そんなことは施設側の責任を疑うようなものだから、病院としては水分不足が原因ではなく、排尿器官に問題が生じているとして対応する。またそうする方が病院の収益に資するので、真因はどうでもいいようなところがある。そして、Yさんのペニスに手術が施された。直径一センチ弱、長さ一メートル前後のビニール製の管の一方がYさんのペニスの中に挿入され、もう一方の端は尿を貯めるビニール袋に繋がれる。袋に尿がたまると、その袋は風船のように膨れ上がっていくので、その手術を病院や介護施設ではヘルパーはバルーンと呼んでいる。

そのサ高住で私より勤務歴の長いヘルパーの女性が私に「(退院後)ここの人は皆、バルーンして帰って来る」と言ったことがあった。Yさんもバルーンをして帰ってきた。施設に帰ってもしばらくの間は、Yさんはバルーンをつけたままで過ごした。Yさんは小柄な人だったが気が強く、怒ったときはその筋の人のようなしゃべり方をした。「何で、俺のちんちんにこんな変なものがついとんじゃ」としばらくして荒れだした。足が弱って自力で立てなくなっていたので、Ｙさんが実際に暴力を振るうことはできなかったが、気の弱い女性なら大声を出されるだけで怯んだり怖気づいたりする。Ｙさんはまた病院に行くこととなった。

そして今度は、Ｙさんはバルーンなしの姿で施設に戻ってきた。退院後、バルーンなしで尿が出ているか念入りにチェックをするようになった。尿パッドにはバルーンなしで尿がたまっていることが確認された。結論的にはＹさんには不要な手術が施されたことが明らかである。しかし、軽度の認知症のＹさんはもうすでにそのバルーンのことを忘れているし、二度の手術の結果、病院にはそれなりに収入機会をもたらし、施設側の責任も追及されないので誰も手術が不要だったことは問題としなかった。

当事者が認知症の場合、本人自身が自分の身体に起こったことの責任を追及できない場合がある。私は手のかかる人の階の専門だったので、Ｙさんの居室でおむつのチェックをする機会はあまりなかったが、再手術後は定期的におむつチェックに伺った。ある日、放置時間が長かったせいか便が背中にせり上がっていたことがあった。その便の先には褥瘡でできたのか背中に溶けたような五〇〇円硬貨ぐらいの大きさの空洞があった。その穴から体内を見ることはできたが、便が体内に入ったかどうかまでは確認できなかった。

その後、Yさんにそういうことが起こったという異常以外は何の異常も起こらなかった。便が多少体内に入っても問題がないか、入らなかったかのどちらかもしれない。Yさんも自分の背中で起こったことなので知りようもないから気に留めることもない。

Yさんのペニスの先端横には真珠のようなものが埋め込まれていた。何か目的があってそういうことをしたのか、異物が分泌して大きくなったものなのか私にはわからないが、Yさんからはその異物に関しては苦情が出なかった。Yさんと前後してKさんも同じように入院することとなった。

そして、Kさんはバルーンなしで施設に帰ってくることができた。病院は手術をしたが、自分の身体に加えられた異変に気付いたKさんは激怒した。怒るとYさんより迫力のあるKさんのバルーンはKさんの怒りによってなしとされた。施設に帰ってからは、バルーンなしで尿が出ているか注意してチェックされた。水分補給も強調された。数カ月たっても排尿の異常は生じなかった。

しかし、Kさんには別の問題があった。起床時間のすべてを車いすに座って食堂のテーブルの前で過ごすKさんはそのストレスで時に気むつかしくなる時があった。私がその施設に入った頃は、Kさんは昼食後、居室に戻されてベッドの上で休むことができた。その内、そういうこともなくなった。

体重のあるKさんを車いすからベッドへ、あるいはその逆を行うことは簡単なことではなかった。移乗に失敗してKさんが床下に尻もちをつくと、男手でもその人一人でKさんを床から起こし、立ち上がらせてベッドや車いすに乗せることはできない時があった。私は二度ほど応援を頼まれて二人でKさんを抱えて車いすに乗せたことがあるが、二人でも大変だった。

作業中、夜勤の人は夜勤勤務の疲れとKさんの体重の重さで頭にきているようだった。ベッドから車いすに移乗する時は、車いすの手すりを摑んでもらって体重の負荷を減らすことができるが、床に落ちるとそれもできないので、もろに全体重の負荷がかかるからだ。そしていつからか昼食後、Kさんをベッドに戻すこともなくなった。一日中、車いすに座っているので、認知症でストレスを感じる度合いは減っているとはいえ、時に癇癪のようなものを起こすことがある。その時は鎖に繋がれた猛犬が吠えて闖入者にとびかからんかのような迫力があった。鎖につながれているので嚙みつかれる心配はなくとも、人はそういう時はびっくりして怖気づくものだ。

薬を使ってストレスからくる攻撃性を抑えるのはどこでも行われているようだ。薬のおかげか、せいでKさんの癇癪の頻度は抑えられたが以前に増して車いすでうとうとしている時間が長くなった。ベッドで昼寝をさせればよりすきっとして癇癪の頻度を下げることができるはずだが、もう誰もそんなことは提起しない。私は放置がやむを得ないような事情もあると思うが、放置の理由はしんどいことを誰も率先してやりたがらないという人間性の真実にあると考えている。

ましてや人手不足が喧伝される介護の現場では、デイサービス以外の介護施設ではしんどいことをするよう指示されることはない。指示した人から反感を買うこともあれば、辞めた人がきつい職場だと言いふらすこともある。そういうきつい職場だという噂が立つと求人募集の際、差しさわりが出てくる。

ベッドに戻し、また車いすに乗せることが大変なのでKさんの場合、ベッドの上でのオムツ交換は、就寝時以外はできない。日中はトイレでオムツ交換を行うが、これが大変な一大作業だ。機嫌のいい時は素直にこちらの指示に協力して手すりを持ってくれるのでその分体重が支えられる。そしてトレーナーの腰のあたりを掴んで車いすから体を引き上げると同時にトレパンとリハパンを尻から下げ、全力で体を支えながら便座に座らせる。時には間に合わず便が床に落ちる時もある。誰もそんなしんどい思いをしてまで、さらに床の便の処理をするようなひどい目にあいたくはない。

だから、朝食後の八時から就寝の七時前後までの一一時間、三回のトイレ介助が決められているが、二回目の日中は自己都合でなしにするスタッフもいる。そういうずるい人にはよくしゃべる人が多い。多少の呵責があるのかもしれない。車いすを使いだすと、高齢者の場合、短期間で足の筋肉が弱る。トイレで立ち上がる機会が減るとそれ以外に足の筋肉を使う機会のない人はそれだけ足元がおぼつかなくなる。おぼつかなくなるとますます介助に力を要するようになる。

そういうことも考えて利用者本位の回数の介助を行うのが理想的だが、実際にはヘルパー本位になってしまう厳しい現実がある。上田さんは九十を過ぎた女性で体重は軽かったが、トイレ介助の際に抵抗されるので二人がかりで対応することもある人だ。便座のそばにある手すりを摑んだまま離そうとせず、さらにしゃがみ込もうとするのでそんな時には二人がかりでも車いすから便座に座らせるのに四苦八苦する。オムツを外した際に軟便が飛び散ることもある。頭にきて怒鳴りつけても何の効果もないことを知りながら怒鳴りつける人もいる。その人の性格と認知症の組み合わせによっては憎たらしくなる人もいる。

上田さんはそういう憎たらしい感じを誰にも与えるようなところがあった。そういう人の末路か、あるいは憎たらしさが災いして薬の使用に抵抗が生じなかったのか、上田さんはある日を境に急におとなしくなった。おとなしくなったというより昏睡状態になった。その結果、ベッド上でオムツ交換をすることが簡単にできるようになった。夜勤者の確保に苦労していた時なので、夜勤者に業務を引き継ぐ前に、上田さんのトイレ介助は、誰も見ていないからといってしないで済ますことはできない。

トイレ介助より楽なおむつ交換のためにそういう状態を招来する可能性のある選択をしたのか、そこまで極端な変化を予想できなかったのは分からないが、私は、そういう可能性を秘めた薬の使い方が間違っているとも思えない。「カッコーの巣の上で」という精神病院内を舞台にしたアメリカ映画があった。反抗的なジャック・ニコルソンをロボトミーで大人しくさせる怖い映画であった。ロボトミーの効果は永遠だが、薬の服用効果は永遠ではない。上田さんは高齢だったので、薬でロボトミーのような効果を持ってしまったかもしれない。

薬の作用で昏睡状態になる人もいれば、廃人化のペースが速まることもある。グループホームや療養所型病院でも手のかかる人や、大声を出してヘルパーを威圧する人に薬を投与することがある。本来は精神科の病院の方が適切な対応を取れる可能性のある人が、精神病院より聞こえはいいグループホームに受け入れてもらうために薬の作用でおとなしくなった人を見たが、猛犬のように吠えまくった人が一切吼えなくなった様子をみて少し怖くなったことがある。

病院では何度も看護師を呼ぶ人が急におとなしくなった。療養所型病院では看護師を呼んでも先ずはヘルパーが行くことになっている。そのヘルパーの一人が「Mさんが呼んでもいかなくていい」と私に言ったことがある。行かないことによって呼ぶのをあきらめさせるためだ。その後数カ月して、薬の作用（？）か、Mさんは言葉を発することがなくなった。それだけでなく、Mさんの表情や顔つきが、私には何かを訴える様な毒を盛られたような形相に見えた。そうしておとなしくなった数カ月後に、Mさんは亡くなられた。

わたしはこういう手荒な対処がやむを得ないことだとも達観できないが、かといってMさんの死を深刻にも受け止めることができない。療養所型病院では人の死が必ずしも不幸に思えなくなるからだ。私がその療養所型の病院で、亡くなられた方で、その死を深刻に受け止めた人は一人だけだ。糖尿病で七年間も入院生活を続けるDさんには子どももご主人もいなかった。ご主人も糖尿病で一〇年前に亡くなっていた。Dさんは、昼食時以外は、いつもベッド上でテレビをみるだけの生活であった。昼食に備えて食堂へDさんをお連れするのだが、この時の移動介助が大変であった。小柄に見えても体の密度が高いのか、お腹辺りに体重が集中しているかのような人がいる。こういう人をベッドから車いすへ移動するには相当の腕力がいる。私もたまにDさんの移動介助を行ったが重くて床に落としてしまいそうな時もあった。Dさんは単衣の浴衣だけなので、力を入れてしっかりとつかむところもないからだ。Dさんの入浴介助では男性ヘルパー二人がDさんを抱えてストレッチャーに乗せるほどだ。そのDさんをよく食堂へ連れ出していた小柄な女性が退職することとなった。彼女の退職後、Dさんはベッド上で食事を摂ることが多くなった。そういう風に一日中ベッドにいると持病の糖尿病で足がはれ上がったDさんの状態の悪化が加速することは素人でも分かる。

一四時間のフライトで生じるエコノミー症候群があるように、七年間ベッド上ですごしたDさんには一日に一度、食堂へ連れて行くときだけが多少、体を動かす唯一の機会だ。その機会がなくなった。しばらくしてDさんはバルーンをつけるようになった。バルーンをした後も体調の悪化は続いた。腰が痛いと訴えるので体位を変えてあげると「これでいい、ありがとう」と喜ばれるが、Dさんの体位を変えることは相当に腕力を要する。ヘルパーによってはその訴えに耳を貸さない人もいた。逆に小言扱いして叱りつけるような言い方をする人も多かった。

死の二日前にも男性ヘルパーから「さっき（体位を）をかえたばっかりやろ」ときつく言われていたのを耳にした。Dさんの死の翌日に出勤して、その死を知り、生前の病室が空っぽなのを見て私はその病院では初めて他人の死にいたたまれないような感情に捕らわれた。意識がしっかりとあり、会話もできるDさんと私は何度も簡単な会話をしたことがある。そういう人の死は寝たきりの人の死とは異なる。感情的なものが後をひく。

自然死を引き延ばされたかのような人の姿は見苦しく、みにくいという感覚はこういう世界で働くと、誰もが共有するようだ。実際、家族が見捨てた人の介護を赤の他人が行うということ自体が本来的な筋ではおかしい面がある。福祉制度を現場で支える人が幸福でないと、不幸な状態に置かれたひとを幸福度の高くない人が世話をするようなところから生まれるおぞましさがある。人間は赤の他人のことを心から気にかけるようにはできていない。ましてや生活保護者であったり、認知症であったり、寝たきりだという社会的弱者だと相手を十全な人間として見ない、あるいは見られないようなところが私たちにはある。そういう見方や価値観は特有的には近代の産業主義が私たちに植え付けた人間観であるかもしれない。

上田さんは昏睡状態になってから食事時だけは大事にされた。実際は昏睡状態のために食事を自力では摂ることができず、介助者が一時間ほどかけてごくわずかの量を口にねじ込めるだけだ。食事介助中は椅子にすわり、他の業務はしなくていいので、上田さんの食事介助は特権のようなものだった。サ高住では、利用者の中には口うるさい人もいたり、激高しやすい人もいるので食事介助以外の人はそういう人たちの対応に苦慮するだけでなく疲れが出る。上田さんは、食事介助時以外は特に大事にされたわけではない。シャワー浴後、湯冷めしたまま何時間も食堂内に放置されることも多い。昏睡状態の人を入浴後、湯冷めしないようにベッドに戻すには全身を抱えてやるしかないので誰もそんなしんどいことをやりたがらないからだ。誰もやろうとしないから誰も呵責を覚えないし、業務上の指示でやらされることもない。

介護の仕事は時に満足感を覚えたりすることもあるが、自然死できないようにしているだけの人を介助しているようなところからくる無益感や、働く人の狭さ、いい加減さを毎日見ていることからくる人間や社会に対する幻滅が生じやすい。その幻滅は誰にもあるようだ。私が話した同僚の何人かは「（公的）介護を受けるような身になってまで生きたくない」と異口同音に自分の思いを語った。私もその思いは介護の世界を職業的に体験するようになって強い。私の場合、死までまだ二〇年はあるが、死の前の五年ぐらいからが、自分の死を自分の手でどう確保するかが大きな問題となってくる。

個人差はあっても人間は八十を過ぎるとみな衰えが顕著となる。人生八十年で充分だと思えるような人生がより望ましいわけではないが、現役時代の満足度がもっと問われる社会が望ましい。個人的には働くことがもっと楽しく、人にやさしい活動になるような社会にならないと満足度や幸福度が低いままだ。実際は、人間は仕事という企業活動を通して自然を痛めつけているだけでなく、身近な人間をも痛めつけていることもあるので、現役時代の満足度が低い人も多い。かといって老後、親身に人から優しくされる保証もない。人を大事にしない社会は、人の動物性（利他的行為の欠如）を強化する。これだけ食べることを重視する社会がそのことを証明しているように思えてならない。

一方、食べることを望まない人もいる。Tさんは九十を過ぎた女性だ。最初は夫婦で入居されたが、九十過ぎの御主人が急死されてから、しばらくして食事を摂ろうとしなくなった。頑なに食事介助を拒むかのように口をつぐんだ。それでも多少の量の食事と水分が無理に口の中に押し込められた。Tさんは痒い、痒いといって肛門近辺をよく掻かれた。爪の間にその時の便がついて固着している時もあった。寝たきりで生きている実感といえば、痒みに襲われる時だけのTさんにとって、これ以上の生は本人が望むところではなかった。そういうTさんの意思は現場では尊重されずに、食事介助だけは上田さんの時のように時間がかけられた。

Tさんは頭のいい女性で、食事介助の時だけは示されるお仕着せの優しさに惑わされて死への願望が揺らぐことはなかった。食事拒否という自分に取れる唯一の自殺の手段がお仕着せの優しさにいつも押し切られるかのようなTさんの様子を見て、私はいじめに対して抗議しない傍観者の立場にあるような気がしたが、どうしようもない。

Tさんと同世代の結城さんは自分の意思を言葉で表現できるので、ほぼ自殺のような経過を辿って亡くなった。結城さんはトイレも自分で行こうと思えば一人でできる女性だった。入所後、しばらくはヘルパーの一部に大事にされた。口うるさい人でなく、朝の準備に時間がかかることが幸いした。

早番は七時から順に入居者を起こし、オムツチェックを行った後、車いすに移乗して食堂へつれて行く。人によってはそういうことが大変な人もいる。便の始末や移乗に体力を要するので、入居者全員を八時の食事に間に合わせるように着席させるには手際よくやらないとむつかしくなる。誰かが時間のかかる人に付きっきりになると他のヘルパーや夜勤者にしわ寄せがくる。そんなことは気にしない人は結城さんに付きっきりで相手をした。

起床介助とトイレ介助、最後に髪や顔を整えると他の人の倍以上の時間がかかる。結城さんは便失禁がないのでそういう点でも最初は大事にされた。愚痴ともつかない話を聞くふりをして時間をかけてもらった。その間、他のヘルパーや夜勤者は便失禁の対応に大わらわの時もある。夜勤者の方から苦情が出たのか、結城さんに時間をかけ過ぎることが問題となった。今まで親切に愚痴も聞いてもらえたのがだんだん急かされるように対応が変わっていった。

そのうちに急かされるのがいやで朝食はいらないと言い出した。何もかも拒否することによって我を通そうとするかのような態度が目につき始めた。そうこうするうちに体調の悪化が加速化してそのまま亡くなってしまった。認知症の場合は、そうでない人に比べて人の態度の変化が体調の悪化に拍車をかけることはまだ少ないようだ。認知症でない人はヘルパーの態度や、その変化に体調が敏感に反応する。療養所型病院でも自分の意思をもち、何かをしてほしいと頼むかのように言う人はヘルパーや看護師から疎まれ、時に叱責するようなものの言い方をされる。そのため、気落ちしたまま元気をなくして生きる意欲を減退させる。誰でも他人のきつい態度や物言いで気落ちし元気をなくすが、九十を過ぎた人には特にそうだと言えるかどうかは別にして、この世に対する踏ん切りにはなる。「九十過ぎまで生きるから悪いんや」と、本人も事情を察しているかのように私に言った人がいる。そして、その人は一〜二カ月後に亡くなった。

介護施設でも病院でも寂しさから同情が欲しいために愚痴を言う人は誰でも疎まれる。他人の愚痴を聞くことが収入につながるなら表面上誰でも優しく接するだろう。ナイトエリアの世界ではそういうことはあり得ても、そんなお金とは関係のない赤の他人の愚痴は気ぜわしい現代人にはまともに聞いてもらえないどころか疎まれ無視されてしまうのが落ちだ。そういう意味では認知症者や寝たきりで頭も働かない人の方がきついものの言い方や態度にも強い。実際、他人の言動があまり影響しないという意味ではそういう寝たきりの人が一番強い。

人によっては過酷な現実が待ち構える老後のその過酷さは認知症であることによって緩和されるかのようだ。意識活動の低下の結果によるものなのか、栄養さえ注入すれば何年でもベッド上で生きるように生きる。そのためにできた褥瘡を初めて見る人は目も当てられないくらいだ。私は褥瘡と痰の気持ち悪さには慣れることができない。

村下さんは誰にでも愚痴を言うので皆から疎まれた。結婚後、三十の時に離婚し、子どももいない身寄りで手足の不自由に見舞われたその境涯は充分に同情に値する人だ。八十過ぎても頭の働きは活発で認知症はまったくなかった。頭の働きが活発な分、自分の身の不遇が余計に意識され、その分孤独や寂しさは深くなってしまう。ヘルパーと話す自然なきっかけがなくとも人恋しいかのように話すのはどうしても自己を中心にした話で、そのうち愚痴に移っていく。

この村下さんも介助に時間がかかるということで早朝のシフトのヘルパーに充分にかまってもらえたが、入居者が増えだすといつまでもそういう訳にはいかない。次第に、誰からも疎まれるようになり、トイレ介助の要求もすぐには対応してもらえないようになり、ヘルパーによっては無視されるようにもなって心身の変調をきたしだした。食事がはかどらなくなり、そのうち自分で食事を摂ることもむつかしくなってきた。最初はヘルパーの誰もが同情を得るための演技だとみなした。そう見なさなかった人は村下さんの挙動や変調にそもそも関心がなかった。

体調は悪化し続け、病院に運ばれた。そして一月ほどして病院で亡くなられた。生前、生きる意欲が強くあれほど健康に気を使い元気だった村下さんの急逝は私には予想できなかった。朝食後、廊下で何人ものヘルパーに「トイレへ連れて行ってください」と訴える村下さんを見たが、みな別の用件にかこつけて村下さんの前を素通りして行った。私はしようと思えばできたがしなかった。私には自分なりに言い訳があった。

男性である私は手のかかる人を食後に一番多く居室へつれて行かなければならなかった。村下さんの着替えをする度に毎回、村下さんは服の着せ方が下手だと私を貶《けな》した。「子ども育てたことないでしょ」と村下さんから何度か言われたことがあった。私は子どもが四人いるので、その点村下さんは間違っているが、子どもを着替えさせた記憶はあまりないので、下手だという指摘は間違っていない。だから村下さんの死に、私は呵責がなかった。ただ、今回も傍観者であった。

様子がおかしくなった村下さんへの対応の改善を強く訴えることはしなかった。してもなんともならないからだ。身体の不自由な多くの高齢者の世界を日常的に職業的に体験すると高齢者を心から労わるような感傷は続かない。職業的に高齢者に接するとみな私と同じような気持ちになるとは思わないが、弱い立場の高齢者に寄り添うように働くことは頭で考えるほど容易ではない。

村下さんと同じように演技と思われているうちに本当に体調の悪化が進行し、亡くなった人がいた。その女性は同居のご主人に生涯を尽くした古いタイプの日本人女性だ。その岩田さんのご主人は寝たきりで、彼女はいつもご主人にかいがいしく身の回りのできる範囲の世話をしていた。ヘルパーが雑なオムツ交換をしないように監視しているかのように口出すのも彼女の日課の一つだ。オムツ交換にまごついていると「ちゃんとしたってや」と口出しされ余計にまごつくこともあった。

ご主人は彼女によく大声で叱責することもあったが、彼女の忠誠は変わらなかった。それは飼い犬を蹴ったり、どやしても飼い犬が主人に反抗することがないのと似ていた。その彼女がそういう生き方に疲れを覚えたのか、車いすに乗った人が優先的に介助されるのを見て「歩けないから車いすを使いたい」と言い出した。彼女の目から見れば車いすの人は自分より大事にされているように見えたかもしれない。そして実際に使いだした。下半身が鬱血した彼女は実際に歩行が万全ではなかった。しかし、歩行を続けることによって維持された血の巡りが車いすを使うことによっておかしくなり始めた。そして入院し、病院で亡くなられた。

一度は人に甘やかされたい、大事に思われたいという彼女の思いは私にはひしひしと伝わった。彼女のご主人への献身や忠誠は自己犠牲のうえに成り立つものだ。彼女の訃報を聞き、生前の彼女がご主人といつもいた部屋に、今はご主人しかいないのを見た時、私は初めて職業的に知った人の死に喪失感を覚えた。

フェリーニの「道」に、ジェルソミーナの死を知ったザンパーノが満天下の砂浜で号泣する場面がある。おそらくある世代までの夫婦や男女関係はザンパーノとジェルソミーナのようなものであっただろう。女は男にとって人間と家畜の中間のような存在であった。フェリーニはそういうジェルソミーナをエンジェルのように賞揚している。ある面、反フェミニズムである。

ご主人の食欲が、奥さんがなくなった後も落ちなかったのは幸いと見るべきか、老齢になると配偶者の死の悲しみは持続しないのかよくわからない。実際は、人間はある条件下、環境下では食べる楽しみしかない状態に置かれる。そういう意味では家畜となんら変わらない。

犬に餌を与えた時の様子と似てくる。この施設でも食べる楽しみしかない人が急き込んで食べたために、のどに食べ物を詰まらせて亡くなった人がいた。もうひとりは食べ物と一緒に入れ歯を呑み込んでしまい、看護師が無事に入れ歯を取り出すことができたので大事に至らなかった。犬は急き込んで食べても食物をのどに詰まらせることはないので、のどに食べ物を詰まらせるのは人間だけだから、やはり、人間は他の動物と異なる。

入れ歯を呑み込んでその苦しむ様子をみて私に異変を教えてくれたのはYさんの時と同じように結城さんだった。結城さんは食事に時間がかかった。その余裕がまわりを見る余裕を生んだ。しかし、食事に時間がかかり過ぎると他の仕事の兼ね合い上、ヘルパーからは疎まれる。

私が一番感情的に苦く思い出すのはFさんである。Fさんは重度の認知症なのか、他の脳の障害なのか発話することは殆どなかった。バルーンをしていた。この人がベッドから車いすに移乗するのに一番苦労した。Fさんには移乗するということが理解できないので、Fさんの体を力ずくで抱えてベッドから車いすに乗せる時に、Fさんは恐怖を覚えベッドの手すりを摑んで離そうとしない。そのままFさんとヘルパーがお互いの力の勢いで倒れかかるようなリスクもあった。

それでも最初の頃は、食事ごとにベッドから車いすに移乗し、食堂へ誘導した。そして、徐々にか、手のかかるFさんを食事ごとに部屋に戻さず食堂に座らせたままにするようになった。これは昼食後、必ず便をしているFさんを部屋に戻すと、その戻した人はF

さんのオムツをチェックしないとならないので、倒れるかもしれないというリスクと便失禁との遭遇というリスクに誰も二の足を踏みだしたからだ。

入居者が増えたり、ヘルパーが増えたりすると今までできていたことができなくなったり、しなくなったりする。入居者が増えると、増えたことを口実にしんどいことをしなくともそれなりに正当化できたりするので自然とそうなっていく。人手が増えると、さぼってもさぼった人が特定しにくくなる。誰もが自分は余分にしんどいことをしたくないし、実際しないからやるべきことをやらなくても呵責が生じない。共犯意識が働くので誰かを責めることはあまりない。

Fさんは食事介助が必要な人で、食べることに関しては意欲的で目の前にあるものはティッシュでも手にして食べようとしたほどだ。私は何度かFさんの食事介助をしたが、誤嚥を起こしやすいようには見えなかった。拘禁症状のようなストレスからか、こういう施設では猛烈な勢いで食べ物に食らいつく人もいる。そのために普段、誤嚥を起こさないような人でも誤嚥をおこしてしまうことがある。

その、Fさんがある日、誤嚥を起こし病院に運ばれた。誤嚥を起こしやすい人と説明されたのか、二度と誤嚥を起こさないようにと病院で選択肢を決めたのか、Fさんは胃ろうの手術を施された。食事介助をしっかりと行うとか、完全流動食にするとか手術以外の選択肢はあり得なかったのか、最初から除外されていたのかはわからない。胃ろう手術という選択肢は、私にはＦさんのためというより病院のためであるように思われた。本人の家族はない、認知症で意思確認が不可能、あるいは不要、そして生活保護者となると不要な手術でも実施の敷居は低くなる。

しかし、胃ろうの手術はバルーンのようには元に戻せない。さらに、Ｆさんに残された唯一の楽しみであり、生きる喜びである食事が死ぬまでできなくなってしまう。胃ろう手術をした人の中には、口から一切の水分補給ができなくなる人もいる。別の老人ホームでそういう人に出会ったことがある。その人は認知症ではなかったので、頭の方がその事実にまいっているようだった。

犬の同意が不要だからといって犬の断種手術をしても問題はないかもしれないが、人間も同じような感覚で不要な手術をすれば、これは一線を越えたことになる。これは私の思い過ごしであるかもしれないが、もしそうでなく錬金術として不要な手術を行ったとすれば恐ろしいことが現代人の心に進行していることになる。

ちなみに日本の胃ろう手術件数は世界で一番多いそうだ。病院から施設に戻ったＦさんは、手術前は少なくとも一日に一度はベッドから出されて食堂に連れて行ってもらえたのに、食事がとれないということで一日中ベッド上に寝かされたままになってしまった。私はほったらかしにされたFさんの便がオムツの中で放置されたままになっているのを見た時や背中に固着した便を見た時に、何とも言えない感情にとらわれる時があった。

職業としての介護の世界でいろんな状態の人を見たが、Fさんは一番気の毒やという思いを禁じえない。わたしはかつての人間が人間性として保持していたものを現代人が保持していないなんてことは全然思わない。二十世紀の歴史は大量虐殺や生体実験の例に満ち溢れている。そういう大量虐殺や生体実験は他民族に対する偏見や憎悪が生み出したものとするなら、現代の人間性の危機は拝金社会で肥大化したエゴイズムの蔓延が背景にある。

しかし、人間性が後退しているとも思わない。私たちが勝手に存在すると決めこんでいたような人間性がそもそも虚構だという思いが今の私にはある。Fさんは食べる楽しみを奪われたが、入浴、といってもシャワー浴を週二回施される。他の人は入浴後、入浴で失われた水分の補充をしてもらえるが、Fさんにはそれができない。

それでなくとも日常的に胃ろうのために水分を充分に補給してもらえない体になったFさんに、入浴で水分がさらに失われた身体が与えるものは入浴後の爽快感ではない。いつも必死の形相でこらえているように私には見える。自分の身体に起こったことが理解できないので、その苦しみに耐えられるのか私にはよくわからない。Fさんの苦しみを増すことで病院も施設も収入を増やしているとしたらなんとも恐ろしいことだ。

生命力と恐怖心は結びついているのか、あるいは口から食事を摂取することによって生命力は維持されるのか、手術後、Fさんはベッドから車いすへ移乗する時にベッドの手すりを摑んで離さないということはなくなった。その代わり、いつも顔に脂汗が滲み、歯ぎしりが絶えない。口元も苦悩のせいか少し歪んでしまった。こびり付いた便をきれいにするためにウエットティッシュを使って擦るように拭き取ると痛そうな声を出す。陰線ボトルを使うとそういう痛みは生じないが、なぜかここでは使えない。幸いなのか不幸なのかよくわからないが、体内部に力があるFさんはそう簡単には死なないだろう。あと何年も今の状態で生き続け、痛みの感覚だけが生き続ける。こういう生かし方は殺すより残酷だと思ってしまうところがある。

時々、大変だねと声をかけると意味が通じているのか、人から声をかけられるのが嬉しいのかわからないような表情で笑顔を見せる。その笑顔は、少なくともFさんは頭の働きが犬のレベルではないことを物語っている。介護の世界で働くヘルパーの多くは認知症者が普通の人たちでないかのように偏見を持ってしまう。この場合の普通でないというのは、こちらの言っていることが認知症者には理解できないという受け止め方から生まれる面がある。人間の言葉を理解できない犬や猫を、人は殴ったり蹴ったりして自分の意思をわからせようとする時がある。あるいは大声で怒鳴りつける時もある。さすがに赤の他人を殴ったり蹴ったりすることはあまりないと思うが、仮に認知症者は殴られても蹴られても誰にやられたかは記憶に残らないので訴えることはできない。その点では犬や猫と同じである。

こちらのいうことを理解できない認知症者に大声を出してわからせようとする人がいる。これも犬や猫と同じである。私は認知症者とは言葉を介在させる通常のコミュニケーションがむつかしいという程度の認識で彼らと接する。むやみやたらに叱責するように怒鳴ったりすると、彼らは態度を硬化させたりその人に心を閉ざす。認知症者を普通の人と見なさないことによってヘルパーは彼らに対して呵責が生じなくなる。

一日中、車イスや椅子の上に放置される人もいる。実際、そのままにしても何時間もそのままでいる。犬や猫なら動き回ることもできるが、人は高齢で身体の不自由度がますと動くこともままならない。逆に動き回る人は危ないということで叱責を受ける。食堂のテーブルの椅子に座ったまま一日中、何もすることがなくても平気のように見えるので、呵責がヘルパーに生じることはなくとも私は彼らのそういう状態が気にかかる。実際、気にかけてもなんともならないのであるが。

一度、動物の世界のドキュメンタリー映画を彼らに見せたことがある。目の前のテレビ番組に関心や興味をまったく示さない人もそのドキュメンタリーには関心を強く示した。しかし、そういうことは私独自の判断でしたことで施設の制度化したものではないので、その試みを継続することはできなかった。そういう試みに関心がない他のヘルパーや管理者と不要な摩擦を起こすかもしれない上に、私自身、こんなことして何になるんやという思いもあったからだ。そういうことを自己満足のためにやったわけではないが、犬でも散歩はさせてもらえるのに、認知症で不満が出ないからといって一日中、食堂に座り続ける人たちを見ると私は心が落ち着かなくなるからだ。

夫婦関係であまり苦労をしなかったような女性は高齢者となっても落ち着きや品位が保たれるようだ。稲垣さんは九十を過ぎても比較的元気で、気に入った衣服を毎日でも着て飽きないように、堅実な生き方をしてきたことを窺わせる人だ。稲垣さんに冗談で「フランスへスキーに行く」といったら彼女は「フランスにも雪あるの？」と聞き返したことがあった。新しい入居者が増えるごとに「儲けよるな、理事長、ほくほくやな」と私に向かって言ったりもした。日曜日のレクで何度も「ローマの休日」がビデオで上映されると帰り際に「いつも同じやつ見せよるな」と言いつつも「オードリー・ヘップバーンきれかったな」と言ったりもした。私はそういう時、稲垣さんをかわいいおばちゃんだと思った。

殺伐化した心象風景が溢れる世界で、私にはこういう他愛ない会話が何より貴重なような気がする。年に一～二度息子さんが外食に連れ出してくれるので、そういう外出機会がまったくない人に比べてそういう点でも稲垣さんは幸せだ。しあわせは人の態度を温和なものにする。旦那に暴力を振るわれたような女性は、人によっては人間嫌いとなってヘルパーにわがままを言う人もいる。人生で大事なことの一つは人と人との関係だ。どこででも人にいやな思いをさせて平気な人が増えてきている感じが私にはする。

こういう介護施設でも嫌な思いをさせる人がいるが、それは彼ら自身の責任である部分もあるが、彼らの現状がわがままを誘発しやすくする。体の自由を失った人や、外出ができないことに苦痛を感じやすい人には拘禁症状のようなものが人によっては出やすくなる。日常的なストレスとフラストレーションを抱えたままに生きる人が増え続けるとどこでも摩擦は生じる。人が長生きをし、その世話を赤の他人が職業的に制度的に行うとメリットもあればデメリットも生じる。お金より大事なものが見出しにくい世の中で、人と人の関係がビジネス的に律せられる世界が隙間なく広がっていくさまを私は人間性にとって危険だと感じる。

ハイエナはチーターが捕らえた獲物を横取りしても呵責を覚えない。人間と動物の違いは行為に呵責が生じるかどうかの違いである。呵責を感じる能力が人にもともと固有のものだとは思わないが、人はその進化の過程で善悪の基準を生み出し、身近な仲間への親愛の感情を育んできた。今は善悪の基準が不明確というより、損か得かの基準が重視される世の中だ。

人にひどいことをしたら神様に罰せられると思っている人もいるかもしれないが、何をしても呵責を感じなくなれば、これは善悪の基準のない動物の世界と同じ原理で人が行動していることになる。

サ高住を辞めた後、派遣で療養所型の病院にヘルパーとして仕事に就いた。療養所型といっても療養後、退院して社会復帰する、あるいはできる人はいない。ほとんどの人が寝たきりで、体を自ら動かすこともできない人も多い。数年から二〇年以上、ベッドに寝たままの状態なのでいくら時間を区切って体位を変えても褥瘡ができる。最初見た時は直視できないような褥瘡が多い。

慣れた人は平気で陰線ボトルのお湯でその部分を軽く洗う。私は療養所型の病院は一日だけを含めると四カ所を知った。療養所型でのヘルパーの主要業務はオムツ交換と入浴介助である。入浴介助といっても、このような病院に「住んでいる人」は寝たきりの人が多いので全面介助となる。ある所では浴場用のストレッチャーに人をのせて体や頭を洗う。普段は昏睡状態なのでシャワーの湯を頭にぶっかけられてびっくりするような人もいる。作業自体はストレッチャー上で芋を洗っているような感じだ。

相手が人間だと思うと手際よく数をこなしていけないようなところがある。中には訳が分からないといった感じで、シャワー湯をかけられると嫌がり苦しそうにする人もいる。別の病院では器械を使って湯船に入れるのでその人たちは湯が気持ちよさそうだ。こういう入浴方法の違いが何故生じ、可能なのか私にはわからない。看護師・ヘルパーの数や入院者の数、入浴設備の違いが背景にはありそうだ。つまり、入院者本位で入浴の仕方や方法が決められていない。

全面介助が必要な人用の入浴設備がない病院では、冬場でも湯船に入れないので気の毒な感じがするが、だからといって湯冷めして風邪をひくなんてこともない。オムツ交換のやり方も違う。他の三カ所はオムツとその中に入れるパッドで済ましていたが、別の病院は最高で五枚のオムツを重ねる時がある。二四時間ベッドに寝かされ続けると誰もが運動不足やその他の理由で「通じ」が悪くなる。下剤を投与すると便が数度続き、人によっては軟便として便が拡散しやすくなる。便がシーツに飛び散るとそのシーツを替えるのが大変な作業となる。そういうことが起こらないように何枚もオムツを重ねるのである。

　このやり方はオムツをされる側への配慮はまったくないが、ヘルパーや看護師への配慮が優先されている。入院した母親に付き添ってきた娘さんが二枚重ねのオムツを見て「これじゃ空気が通らない」と心配そうに言われた時に、その時、その娘さんのそばにいた私は「ここではみなさんそうです。三枚重ねの人もいます」と慰めるように言ったが、娘さんはそれを聞いて慰められたというよりあきらめたような表情に変わった。娘さんが二枚重ねのオムツをみて心配そうでしたよと、師長に伝えると、師長は困った様子だった。その様子をみて私はそういうやり方は公には認められていないのではと思ったが、実際は調べて確認はしなかった。そういうことはしない方がいいのだ。実際は何枚重ねても反応のない人たちなので、いや実際は違和感を感じているかもしれないが、そのことを訴えることはしないし、あるいはできない人たちばかりだ。わたしは、何枚もオムツを重ねることに、違和感を感じ疑問に思うが、やむを得ないとも思う。効率よく対処するためにいちいち「細かいこと」に配慮できないような事情がどこにでもあるからだ。

しかし、点数の多い医療行為はしっかりとやってもらえるから気にするようなことではないかもしれない。五枚ものオムツを順番に外すのは弁当を包んだハンカチをほどくような趣があるが、中身はえらい違いだ。数人で担当して回るので便失禁をした人に向かって「またしてる」ととんでもないことをしてくれたかのように、そして自分の身の不運を嘆くかのように言う人もいる。正常な仰向け状態にできないほど足が曲がったままの人もいる上に、何カ所も体に管を通している人もいるので慣れない人にはむつかしい作業だ。私はいつも作業の緊張と何か先輩ヘルパーに小言を言われるのではという緊張感から冬場で半袖でも汗びっしょりになる時がある。回収するオムツの量も多い。

便のついたオムツ類は再利用できないので、焼却をするしかない。こうして寝たきりになった人たちの汚れたオムツが毎日全国の病院から大量に焼却炉に回される。大量のオムツの焼却も温暖化に寄与しているのでは、と思うほどその量は多い。人口減による国内市場の縮小、製造業の世界における日本経済の存在感の低下等で国内、国外市場ともに日本経済の将来は見通しが暗い。輸出できるような天然資源をもたない国なので原子力発電の輸出や鉄道車両等の輸出で忍び寄る停滞、沈滞を打開していくにしても予断は許されない。

所得の再分配を通して国内市場を活性化するにも抵抗が強い。経済のサービス化の進行で日本の経済は製造業のようには強みや生産性を発揮していない。こういう環境下で病院や介護施設は雇用の受け皿となっている。今や労働力人口の一五％近い九〇〇万人以上の人が医療関係や介護関係の仕事に就いている。そういう観点からみれば高齢化社会は産業社会（物作り社会）以後の経済社会で大きなビジネス機会を生み出している。貧困ビジネスもその一つだ。

サ高住や療養所型病院では入居者や入院者が個人で来る場合もあれば、人手を介して来る場合もある。人手を介すると謝礼が生じる。サ高住では一人二〇万前後の謝礼が相場のようだ。しかし、この金額はたまたま廊下で漏れ聞こえた金額なので、実際のほどはわからない。どんな人でも受け入れるとヘルパーから苦情が出るので事業主は選択的に受け入れることもある。しかし、こうして生活保護者を中心にして入居者を紹介することは望ましいかどうかは別にして必要なことである。しかし、そのことと不要な手術を行うことは別である。

病院とは別にパート勤務をしている大阪市西成のあいりん地区の職業安定所の待合室の

管理で知り合った人からこういう噂を耳にした。あいりん地区にはホームレスや浮浪者が多い。この地域で長く清掃業務をしている人から聞いた話だ。この地区で生き倒れになると近くの救急病院に運ばれ、そこで手術経験の少ない医師の技量を高めるための生きた材料として役立たされるという。この話が事実かどうかは私には確認できない。山崎豊子の小説『白い巨塔』で医師としての腕を磨くためにメスを入れる機会を求める医師の世界の描写があるが、腕を磨くのに生活保護者で認知症、身寄りがないとすればそういう手術の絶好の機会かもしれない。誤診や失敗でもそういう人たちが相手だと呵責も生じにくいし、誰からも抗議されない。

先日、七十過ぎの歩くのも困難な人が私物を一杯に詰めた乳母車を押しながら待合室に入ってきた。椅子に座って弁当を食べはじめ、食べ終わるとトイレに行こうとされた。足取りがいかにも危なげだったので私はその人の体を支えてトイレまで誘導をした。

話を聞くと、つい最近まで三カ月病院に入院していたそうで、そこで両ひざの手術をしたとのことだ。その両ひざの手術でメスを入れられ、まともに歩けない体で退院したのだが、その気の毒な様子を見ると、その手術がその身寄りのない老人を救うためのものであったことを願うばかりであった。

療養所型病院では非医療系の介護施設では受け入れができないような人も受け入れるので、そのことが影響するのか、そこで働くヘルパーは非医療系のヘルパーとは異なるような個性の人が多い。刺々しい人が比較的に多いというのが私の受け止め方だ。どこか軍隊のような人間関係のきつさがある。

私は軍隊のことは小説の世界でしか知らないのでこれはあくまで比喩的な表現だ。実際に、私に、先輩ヘルパーが病院のヘルパーのきつさを指して「軍隊みたいやろ」といみじくも言ったこともあった。これには組織的な理由がある。看護師が嫌がるオムツ交換や入浴介助を看護師に代わってやるのがヘルパーの役割だ。ヘルパーにやめられたら困るということで、その点では他の介護施設より療養所型のヘルパーは甘やかされる。新しい人が頑張るようだと自分たちも頑張らなければならないかのように、新人に対して居づらくするような敵対的な人が多い。

サ高住でもグループホームでもヘルパーと入居者との人格的交流はあり得るが、療養所型病院ではそれがない。人によっては奇形を呈し、管だらけの人間を目の前にして、いつもその人たちの便処理を行っているとそういう人の存在が疎ましくなったりすることもある。相手を物的な感覚で処すことも普通のことである。療養所型の病院で空気に殺伐としたものを感じるのは、対人関係のきつさやむつかしさの中で、人間とも言えない状態で生きている人に医療行為や介護業務を行うことが無意味で無益なようなことをおこなっているようで、仕事の喜びといったものがあまり感じられないからだ。少なくとも私はそう感じる。

この人たちの身体にできた褥瘡を見ているとこのまま医療の力で生かし続けるより自然に死ねるような環境を整える方がより人道的ではという思いが私には強い。

しかし、そういう人への医療行為等の収益のおかげで、ヘルパーの正職員比率は高い。正社員化の恩恵でその人たちの生活が安定するなら、それはそういう不自然に生きている人たちの存在のおかげだ。そういう風に理解してもう少し優しく対処することができればいいのだが、現実はむつかしい。

こういう職場ではインセンティブがあるとか、ヒューマニスティックな人でもない限り、無力化し抗議もできない、親族の訪問もない人たちを優しく温かく接することはほぼ不可能だ。私たちは無力な人々に温かい気持ちを持つことがむつかしい時代に生きているようだ。

物質的な豊かさと心の豊かさが必ずしも比例するものではないことを、私たちは今さまざまの機会、場面で体験的に感じている。ものの豊かさが必ずしも心の豊かさを育めないとすれば、それにはそれなりの理由があるはずだ。私がここでいう心の豊かさとは人に対する態度や接し方に現れるようなものを指している。豊かな国が移民に対して決して排斥的ではないように、心豊かな人は他人に対して包摂的である。私にとって心の豊かさは人格の成熟によって生み出されるものだ。人格の成熟は責任への自覚と反省を行動に反映する意思の有無によって形成される部分が大きい。形式化した民主主義や大量生産、大量消費を駆動力とするグローバル化した新自由主義経済は大衆を有権者、あるいは消費者として、その限りにおいて甘やかす。決して人格の成熟を求めるものではない。

私の両親は済州道という親族や村の知人といった人たちとの人間関係の交流の密度が濃い伝統社会で生まれ育った。二十世紀の初めの頃である。当時は人との会話が娯楽であり息抜きでもあった。だから二人は人が好きで、人と話すことが好きだった。人が好きな人は人を騙せないし、人に意地悪をしない。両親はそういう人だった。私はそういう両親の姿を見て育ったので、人に意地悪することはほとんどない。どんな人に対してもほぼ同じ姿勢で接する。病人でも認知症でも皆同じような接し方をする。

かといって特に優しいとか親切な人間でもない。だが、弱い立場にある人や不幸な状態にある人に対してきつく当たる、あるいは接する人を見ているとそういう人に反感を覚える時がある。一方では、そういう人はいろんな不満を抱えて生きている人たちだと半ば同情するようなところがある。物が豊かな社会では不足から生じる不満よりも不満が生じやすい。そういう社会では、自己中心的になりやすい人は不満をためやすい。

人が嫌いな人が増えているかどうかは分からないが、人が好きな人が増えているようにも思えない。豊かになればなるほど、どこか心の余裕をなくすかのようにイライラしたりするのは物の所有や消費が人々の関心事の中心となることと関係しているからだ。物の消費や所有がもたらす満足は大きいが、そのことを強調する高度に発展した資本主義社会の文化戦略、ＧＤＰ至上主義がある。消費、所有、飲食が人々の関心事のすべてではないが、低所得層ではその傾向が強いように思う。

所得レベルが上がると人間性の品位も上がるなんてこともないことは言うまでもないが、少なくともその可能性は低所得層より高い。人生や生活の豊かさを物の豊かさと等置してしまうと、物の豊かさを実現するのはお金である。お金のことで汲々としやすいのは、所得レベルの低い人の方が可能性としては高い。そのため生活に不満を持つ可能性も高い。生活の不満と不安が結びつくと誰でも他人に対して優しく接するのはむつかしい。

格差社会と高齢化社会が結びついた社会では身体不自由な高齢者、認知症者に対して優しく接するには意志の強さがいる。勤務評価のむつかしい介護の世界は雑に仕事をこなしても、熱心に仕事をしても待遇に差が出ることはない。気が強いひとやずるい人はいくらでも楽をしている。良心の呵責や働く者同士の連帯感がない。

しかし、この仕事は生きた人間を相手にしたものだ。自分の楽ばかりを考えて働くと、その分のコストは自分たちがケアーをしている人にかかってくる。ヘルパーの仕事を楽にするために、大人しくなるように薬を処方される身からすればたまったものじゃない。認知症で身体が不自由であった男性が痰を詰まらせて亡くなった。ナースコールを押すことができれば死ななくてすんだかもしれないが、ナースコールがどこにあるかわからない人もいるし、ナースコールが布団のどこかに紛れ込んでいる場合もある。その人の死を知った時、私はその男性を気の毒とは思えなかったが、ひどい話だとはその時、思った。しかし、その事故はやむを得ない面もある。病棟内は広いし、いつも廊下を歩きながら病室を見守るということはやる気だけの問題ではなく、業務の振り分けやヘルパーの数が絡んでくるからだ。しかし、療養所型病院では死は軽い。社会的にはすでに死んでおり、肉体だけがかろうじて生きているような人の死は軽い。

第四章　あいりん地区で働いて

大阪市西成区の釜ヶ崎と呼ばれる一帯には日本の高度経成長期に全国から労働者が集まった。当時彼らの多くは若かった。仕事にもありつけた。高度経済成長も終わり、老齢化した人の多くは現在、生活保護で食いつないでいる。かつての釜ヶ崎は荒れた労働者も多く、その独り歩きしたイメージもあって普通の人は怖くて寄りつけないような地域であった。

現在、釜ヶ崎やあいりん地区と呼ばれる地域はインバウンドの集結場所となっている。かつての労働者が使っていた宿泊施設の多くは、いまはそのインバウンドが宿泊先として利用しているからだ。見た目には小奇麗なビルの前には、一週間で一万円といった掲示がされているのもある。

軽犯罪や、喧嘩、ホームレスの人びとが多いので、常時、パトカーが巡回し、自転車に乗って警戒パトロールをしている警官も目立つ。貧困ビジネス絡みか、路上を走る車には高級車も目立つ。昼間から酒を飲んでいる人や、浮浪者も目立つ通りを多くの外国人観光客が通り過ぎる。中国や東南アジア系の小さな子供を連れた家族旅行者や、数家族の団体旅行者も多く、その国籍もさまざまだ。白人も多い。かつて大阪で一番「がら」が悪く怖いとされた、つまり、日本で一番怖い西成は今や外国人旅行者の溢れる観光地と化した。西成は大阪の三大繁華街の二つ、難波と天王寺に隣接している。近くの天王寺公園には天王寺動物園があり、あべのハルカスも他の建物を圧するかのように聳え立つ。

中国人観光客に人気の高い日本橋の黒門市場にも近い。宿泊料金が格安で大繁華街に近いということで近年とみに外国人旅行者の間で人気が高まっているが、テントで生活する人や、路上生活者の姿は管理社会では珍しい生身の人間の姿や生きざまが見られる場所でもある。

一〇キロ九五円で空き缶を引き取る業者もいるので、自転車に空き缶を一杯に積んだ人の往来も多い。その人たちの中にはどう見ても八十過ぎに見えるよぼよぼの男性が、ごみ袋に入れて山のように積んだ空き缶を自転車に載せ、その自転車のサドルに腰かけてペダルを踏んで運ぶのではなく、手で押して運んでいく。それぐらいの量になると、その老人の力では自転車を安定させながら漕ぐのはできないのであろう。ハンドルを両手で安定させながら自転車を押すようにして運んで行く。

その老人の様相は、古代エジプトで、ピラミッドを作るための巨大な石を載せた台車を体全体の力を使って運ぶ奴隷たちの姿を彷彿させる。マルクスは当時の技術力から言えば、奴隷制度がないと、ピラミッドは作れなかったと言っているが、奴隷制度のない社会でそのような人を見かけることができるのもこの地区の特色といえば、特色と言えるかもしれないが、現代の貧困は、人によっては奴隷制度のような力を発揮する。

大阪の地域政党である「大阪維新の会」の近年の支持率の高さはこのインバウンドがもたらす経済効果とは無縁でない。民営化の成果もある。市民の健康増進のための施設である大阪市にある市営プールはすべて民営化された。私が利用するプールでは、プールに入る前に体を流すシャワーのセンサーが何年も壊れたままだ。体をシャワーで流さないでそのままプールに入るので、いつもプールではなく川に入っていくような感じがする。

一方、大阪市は生活保護者の多さの点でもよく知られた大都市だ。西成には生活保護申請のブローカーも多いそうだ。新たに生活保護を受けた人の中にはブローカーが紹介するアパートに入居する人も多い。生活保護を受けた人は日中、何もすることもないので職安の待合室にきて何することなく時間をつぶす人も多い。

私はこの待合室の管理を週二日している。待合室で酒を飲んだり、あるいは弁当を食べている人がいると、そういう飲食はこの待合室では禁止されていることを伝え、協力をお願いするのがここでの私の仕事内容だ。ホームレスや寝床が確保できない人がやむを得ず、待合室で飲食をする場合もあるので、そういう人に飲食禁止の協力を求めるのは少し葛藤を覚えるがやむを得ない。

トイレのペーパーを補充したりするのも私の仕事だが、残り少なくなったペーパーを持っていく人も多い。ペーパー補充の際に便座や床が汚れていると、その清掃もしなければならない。トイレに間に合わず、トイレ内に下着を脱ぎ捨てて行く人もいる。

個室トイレの床が汚れているのは、そこで便座を九〇度上げた状態で便器に小便をするからだ。便器に入らない小便が床に飛び散る。そういうおかしなトイレ利用をする人が多い。一度、そんなことをしている人に詰め寄って注意し、「何でそんなことをして小便するのか」と問い質したことがある。小便器ではその前の飛び散った他人の小便に靴が触れるからだと答えた。身勝手な考え方と行動だと思うが、なかなかそういう行為は止まない。

人間は自分と同じような人間に反感を覚えやすい面がある。だから他人の小便を嫌がる。私は介護施設で他人の便を見慣れているが、不特定多数の人が出入りする待合室のトイレ内の便器の汚れは緊張する。便器は病気の感染源でもある。見知らぬ人と便が結びつくと病院内での特定の人の見慣れた便とは違う緊張感が走る。

公衆衛生が行き届いた日本では便を媒介にした感染はまずないと頭ではわかっていても、こういうところでは緊張する。見知らぬ人で小汚い姿をした人を見るとどんな人間でも偏見が誘発される。病院では、日常業務で見慣れた入院者の便からの感染がないことがはっきりしているので、多少の便が手についてもみな慣れてくる。私の手に他人の便が初めてついたのはサ高住でのことである。その時は、相当な戦慄が走った。今は介護施設や病院に長くいる人からは感染するケースはほぼないとわかっているので便が手についても動揺するようなことはない。感染は外部者から持ち込まれて起こることが多いからだ。

待合室のトイレを利用するだけの人もいれば、エアコンが効いた部屋で、路上やその他の場所で熟睡できなかった人が待合室の椅子の上で終日、まどろんでいることもある。親族や親しい人がいない人の中には何することなく椅子に座ったままで何時間もいる人もいるが、文庫本を熱心に読んでいる人も多い。話し相手が欲しい人の中には私に話しかけてくる人もいる。七十過ぎの穏やかな顔をしたおっさんは「昨日、新世界の映画館で映画を見ていたら隣の席に若い男がきて、俺の股間を揉みだした。気持ちが良かったのでそのままにしていたら、その男、私の肩をポンと叩いて、『次はおじさんの番ですよ』というので逃げてきた」と話しかけてきた。

新世界近辺は昔から「おかま」の多い所で知られる。この待合室にも最近そういう人が毎日来るようになった。冬場なのに半袖のトレーナーと女性のワンピースを着ていた。二～三回来た後は半袖のトレーナーが長袖に変わったが、上体に身につけているのはそのトレーナーだけのようだ。私物は大きなビニールのカバンにすべて入っているようだ。

この辺では希望者全員が入れるわけではないが、一晩を明かすことのできるシェルターがある。朝五時に待合室が開くとどこかのシェルターからやってくるようだ。待合室は暖房が効いているので寒いことはないが、それでもトレーナー一枚ではもたない気がするが、本人は平気のようにも見える。朝五時の開室から閉室の夕方の五時までの十二時間、いつもこの人は十二時間、食事を摂らずにこの待合室で過ごす。お金もないし、汚な過ぎてどこにも食べに行けないであろう。近くでは夕方の一人につきお粥一杯の炊き出しや、教会関係者がたまに配るおにぎりがあるが、大丈夫かと気にかかる。

彼には寒さも空腹をも凌ぐ心の痛さがあるようだ。連続で五時間も洗面所で上体を屈ませたまま、水を含んでは吐き出すことを繰り返す。のどの奥深く水を含んで吐き出すことを繰り返すので「げーげー」という時もある。自分の意思に反して誰かに口にペニスを突っ込まれた記憶がそういう吐く行為を何時間も延々と繰り返している原因ではと、同情的に思いながらも彼にそれ以上の異常行動がないように注意しなければならない。気持ち悪いから追い出せという人も二~三人いるが、他の人たちは気にならないのか無関心のようにも見える。吐き続けて小康を得ると椅子に戻り、そのまうとうとする。そしてまた発作に襲われるかのようにして洗面所やトイレに駆け込んで「げーげー」と繰り返す。その四十歳前後にみえる男性の行状は気持ち悪いほどではないが、決して平気な気持ちでおれるものでもない。

目の前で苦しんでいる人を前にして何も手を拱いているわけではないが、市にそういう人の存在を伝える程度だ。私は在日朝鮮人として普通の人より多く偏見に晒されて生きてきたので、私自身も人に対して偏見を持ちやすい。その男性を避けたい気持ちが私にはあるが、帰宅して風呂に入る時に、彼には私のこのようなくつろぎの時間がないとよく思う。かといって気になってしようがないという訳でもない。この待合室には彼以外に何日も風呂に入っていないように見える人もいて、そういう人が放つ体臭が時にはきつい。尿失禁でズボンを濡らした人がそばにいるとその臭いは格別だ。便の臭いはいつまでも持続しないが、尿のにおいはなかなか消えない。

病院で寝たきりの人は医療技術の力と国民皆保険制度の恩恵で面倒を見てもらえるが、有資格でありながら生活保護を受けていない人の中には寒天下の路上で暖を取れないまま夜を明かす。意固地になって、あるいは単なる意地で生活保護を申請しない人もいるようだ。

私にはそうする必要がないからしないでいるが、路上で生活する人には私にはない強さがあるように感じる時もある。資産格差から生き方の落差とさまざまの生がある。私は路上生活者の生活は厳しいと思う一方、病院で医療の力で生かされ続けている人に感じる気の毒な思いとは別の思いがある。路上生活者を立派だと思いはしないが、自分の死にざまを決めることのできる彼らに生きる尊厳のようなものを感じる時もある。

待合室に出入りする人には七十を過ぎた人も多い。デイサービスを利用して日中をやり過ごす人たちと変わらない年代だ。生活保護を受けていると肩身が狭くなるのか、人との接触を避ける人もいれば、酒に走る人もいる。毎朝スポーツ新聞で競艇や競馬レースの情報を熱心に読んでいる人が案外、多い。近くには住之江競艇があり、毎週開催されている。パチンコも人気が高い。一〇〇〇台規模のマルハンが近くで毎日営業を行っている。身を滅ぼすきっかけとなったギャンブルを、生活保護を受けながらも性懲りもなく続けるのをけしからんことであるかのように言う人もいるが、私にはそうは思えない。介護施設や病院の世話になれば、その人たちにも同じように税金が使われる。生活保護者に支給されるお金の一部が公営ギャンブルに使われたとしても微々たるものじゃないかと反論したくなる。支給額の範囲で何に使おうと他人が口出さない方が風通しのいい社会だとおもう。

Ⅲ　喪失の時代

第五章　喪失の時代

私には私だけの思いなのかどうかは分からないが、懐かしいものや大事なものが失われてしまったような喪失感がある。しかし、このことはいつの時代、どの社会でも老境にある人なら誰でも抱く感じ方に過ぎないかもしれない。しかし、私にはそれだけでは説明がつかないような喪失感からくる寂しさや憂鬱感が強い。現在のようなグローバル化が始まる前の一九五〇年代から七〇年代にかけて、普通の人々の間には世代の違いを超えて思いや言葉に共有するものがあった。少なくともそういう幻想はあった。五〇年代に、小学生の私はラジオでニール・セダカを聞き、中学生であった六〇年代にはビートルズを聞いた。そういう音楽体験は小学生や中学生だけでなく、世代を超えた広がりがあった。

「大脱走」、「スパルタカス」、「シャレード」は大人も子どもも楽しめた映画だった。今、大人と子どもが話題を共有することは双方がアニメファンやＪポップファンでもない限りむつかしい。当時は、普通の大人が政治に多少の知識や関心を持った。大人が関心を持つことに、子どもは背伸びして真似ることもある。冷戦という時代背景も大きく大人の政治意識に作用し、多少は子どもにもその政治意識の表層部分が伝播した。

ベトナム戦争、ケネディの暗殺、文化大革命、プラハの春、ピノチェトのクーデター等、マスメディアを政治報道が賑わした。八〇年代以降、特に冷戦終結後、マスメディアは経済報道がメインストリームとなった。大人の経済、金儲けに対する関心の優位が子どもにも感染しているかどうかは私にはわからない。大衆文化体験や政治的関心が世代の違いを超えて共有されなくなった結果、人は身近な人から影響を受ける機会が少なくなってしまった。

二十世紀の前半は大衆の政治的台頭を背景にヨーロッパではナチズムやファシズムが全体主義運動として大衆の政治力を動員した。その大衆の台頭と領土的野心が結びついた二十世紀は戦争の時代であった。また二十世紀は革命の時代でもあった。二十一世紀は大衆が政治を志向するよりかは非政治化した消費者として経済や文化に影響をあたえる勢力として台頭している。ここでいう大衆とは、消費社会が提供する商品やサービスに日常生活の満足をみいだしつつも幸福感が乏しく、現在や将来への不安から国家的帰属感や集団的帰属感に安心を求める傾向が高い人を言う。「がんばれ　ニッポン」のようなキャッチフレーズに共感できるメンタリティーの人たちで、格差社会が提起している問題である階級的不平等には面と向き合わず意識的にも無意識的にも下から格差社会を支えている人たちだ。

上からの社会統合が奏功しやすく、会社への帰属感が強い日本では、経済的分断の深刻化にかかわらず、政治的分断は表面化しにくい。こういう政治的土壌では大規模なポピュリズムの動きは起こりにくい。この日本の非政治的大衆（多くの無党派層）はかつて（戦後から八〇年まで）の人々のように比べると外国の小説や音楽、映画に関心はあまり示さない。八〇年代にアメリカではレーガン、イギリスではサッチャー、日本では中曾根が新自由主義のイデオローグとして政治の表舞台に踊り出し、彼らを旗振り役とする新自由主義的政策は世の中を大きく変えた。政治的なものより経済的なものが社会の前面に出て人々の意識や行動を支配しだす。このことは世界的な左翼勢力の退潮と人々に行き渡る消費生活の豊かさの実現によってさらに加速化する。

大衆文化の世界では戦後の普通の人々のヒーローとして活躍したジョン・レノンが八〇年に凶弾に倒れ、同じ年スティーブ・マックイーンが癌で亡くなる。翌年にはモハメド・

アリは引退をし、リングから遠ざかる。ジョン・レノンもアリも政治的行動を回避しなかった。彼らは党派的な政治活動をしたわけではないが、社会の不正や不条理と戦った。八〇年代に登場し、アリ以降の黒人スポーツ選手として最も成功したマイケル・ジョーダンは政治的な象徴とは結びつかず、ナイキのシューズのコマーシャルに代表されるように商業主義と結びついた非政治的イコンであった。物質的豊かさの浸透が、政治的なものを大衆レベルで不要にしたことがアリとジョーダンの活躍の違いを生み出した社会的背景だ。

経済的な豊かさは政治的なものを後退させる。下部構造が上部構造を決定する。そして、大衆的な芸術である映画の世界も変質する。七〇年代には映画の世界における巨匠の時代は終わっていたが、八〇年代にはマーケティング重視の製作が主流化する。ここで言う巨匠とは批評家の要求と大衆の欲求を同時に満たした映画監督を指す。海外ではジョン・フォード、ウイリアム・ワイラー、アルフレッド・ヒッチコックがその代表例で、日本では小津安二郎、黒澤明がその代表例である。小説の世界で言えば、松本清張、司馬遼太郎、山崎豊子といった人が巨匠である。日本映画の最後の巨匠、今村昌平の全盛期の映画をリアルタイムで三本（「赤い殺意」「神々の深き欲望」「復讐するは我にあり」）見ることができた私は、現在のアニメ映画隆盛には寂しさを覚える。

日本人の多くの大人はローンを抱え、教育費を捻出しなければならない。大人は酒代を惜しまなくても映画代は惜しむようになった。一方、少子化で子どもたちは親族からもらえる小遣いが増えた。大人が見る映画の製作理由は減少したが、子ども向けの映画を量産する理由は増大した。子ども向けの映画は大人がつれて行くことも多いので、子ども向け映画は大ヒットすると興行収入が軽く一〇〇億を超える時もある。

今村昌平やヒッチコックの映画をリアルタイムで劇場で見た私はそのことを今も貴重な体験だと思っている。アメリカだけでなくフランスやイタリアからもたくさんの映画が日本に輸入された。グローバル化は映画製作をローカル化した。物の流通はコストという要素が決定的だ。物財は輸出・輸入という相互性を持つ貿易の原理で動くので輸入制限はむつかしい。その結果、安い輸入品は国産品を駆逐する。映画は文化財であるので、コストだけで輸入量が決定するわけではない。外国映画の流入を防ぐことはそうむつかしくはない。今、多感な少年期や青年期にある人が、私の世代のようにイタリア映画やフランス映画にアクセスすることはむつかしい。このことは輸入映画の本数が減るというより、その上映館が減ることによって、普通の人が劇場で外国産映画に接する機会は限られてくる。

外国映画のシェアーが減れば日本映画に行くお金が相対的に増える。そういう経済原理が大衆文化のローカル化を生んでいる。

私の世代は誰でも欧米の名画にアクセスできた。名画とは言えないがフランス映画の「リオの男」や「ファントマ」シリーズは中学生のわたしには本当に面白い映画であった。その体験は消費や所有、食べることに伴う喜びとは異質のものである。街中に映画館があった。経済原理で街中から映画館が消えたことは私にとっては故郷の喪失のようなものに等しい。

映画の世界だけでなく大衆音楽の世界でも、日本では大きな変化を経験している。かつてラジオからはさまざまの大衆音楽が流れていた。大衆音楽には洋楽と邦楽というジャンル分けがあり、洋楽が若者の世代だけでなく年長の人にも人気が高かった。映画音楽、ラテン、ロック、ジャズ、タンゴ、カンツォーネ、シャンソンの名曲をラジオで親しみ、レコード屋に行って気に入った曲を買ったりした。私が初めて買ったレコードはシングル盤では「暁の空中戦」（ロイヤルガーズメンの唯一のヒット曲、最近のハリウッド映画の「ワンス・アポナタイム・イン・ハリウッド」で、劇中で使われている）、ＬＰはマントバーニだった。今はこういう外国の音楽は映画同様、普通の人にはアクセスがむつかしい。インターネット経由ではなく、かつてのようにラジオから流れる音楽として聞くということがなくなった。かつてのラジオ番組は製作者やアナウンサーが放送で流す曲を無数の曲の中から選んで決めていたので、予備知識がなくとも好みの曲に出会うことができた。中学時代に日曜日のＮＨＫのラジオ番組でベン・Ｅ・キングの「スタンド・バイ・ミー」やサラ・ボーンの「ラバーズコンチェルト」を聞いた時の喜びは、インターネットでは経験できないような気がする。そういう、かつてあったラジオ番組の魅力は、名アナウンサーの抑制を利かせた解説やエピソードの紹介にも表れた名人芸のような語り口にもあった。

外国産映画同様、外国産音楽に接する機会が減ったのは、物財のように自前で作れるなら国産の方が望ましいという資本の論理が背景にある。同じ売るなら著作権の問題等で、日本製の音楽の方が儲かるからだ。音楽でも日本では購買層の若年化を反映したＪポップが隆盛だ。映画や音楽でのこういう購買層の若年化を反映した現象は特に日本で強いようだ。スポーツの世界でもローカル化が進行している。ボクシングの世界では日本選手の活躍がメディアを賑わす。かつて日本のリングにはアレクシス・アルゲリコやアントニオ・セルバンテスといったボクシング史に名を刻む強豪や名選手が来日して日本人選手と拳を交えた。今、海外の有力選手は日本に来ることは殆どなくなった。長谷川穂積を４Ｒで仕留めたフェルディナンド・モンティエールの来日以降、全盛期の実力を持った海外選手の来日はない。ボクシングの世界でも国内市場の保護のために記憶に残る試合や選手がいなくなった。海外との競合がない大相撲の世界でもモンゴル人力士の活躍が制限され始めている。ポテンシャルとしては白鵬並みの照の富士や逸ノ城がいつの間にか幕内から転落した。その間、日本人力士の「活躍」で大相撲のにわかファンで盛り上がりを見せているが、輪島対北の海の名勝負や千代の富士と隆の里の取り組みのような力と力のぶつかり合いから生まれる名勝負はもう見られなくなってしまったかのようだ。

グローバル化で海外からの物や人の流入が拡大する一方で、大衆文化である映画や音楽、スポーツの世界では国産化が推進されるのは日本独特の現象かどうかは別にして、日本では大衆文化の鎖国化が進行しているかのようだ。外国産大衆文化の全面禁止ではなく、なるたけその流入を少なくしているかのようだ。これは、全世界では競技人口の少ない強化策が奏功しやすいフィギュアスケートのようなマイナースポーツでの日本人選手の活躍を大々的に取り上げることによってナショナルアイデンティティーの強化を目指すような動きとも軌を一にしている。

外国映画との出会い、洋楽体験によって私はいろんな感化を受けた。今は感化を受けることがむつかしい時代だ。感化を受けたからといって人間的に成熟するわけではないが、人から感化を受け、本や映画、そして音楽から感化を受けることは人間にとって必要で重要なことだと私は思う。政治に対する関心の喪失、文学や古典音楽に対する背伸びした関心を喪失した人が人口の多数派を占め、食べることが何よりも重視されると世の中はどうなっていくのか。

地球温暖化による環境破壊が進行するのを目の前にして、その事態を深刻に受け止める人もいれば、そのことに無頓着な人も多い。地球環境問題は人間の経済活動によって引き起こされているが、人間の経済活動は政治的選択の結果でもある。その政治的選択の多くは人々の無関心や無頓着の間隙をぬって決められることが多い。人々の政治に対する関心の低下が政治の安定をもたらしているとするなら、その安定が誰を利しているかは明らかである。労働力の四割近い非正規雇用者でないことだけは確かだ。

即物的な欲求の充足を重視したライフスタイル、政治に対する無関心や忌避の中でのナショナルアイデンティティーの強化が進むさまを見ていると人間と他の動物を分かつものはそう多くはない。介護施設や療養所型病院で食べることにしか関心を持てない状態に置かれた人たちを見ていると、精神的な活動の低下や脳の毀損によって食べることに意識や関心が集中されるようだ。現役の社会でも食べることに人々の意識や関心が高くなるのは、脳の活動の低下によってもたらされているわけではないが、男女関係がむつかしくなってきた面を反映していると見て間違いない。男女関係のむつかしさによってセックスパートナーがいない人が、あるいはセックスをご無沙汰している人が増えているようだ。充足できないセックスの欲求を食べることで紛らわしているような人が増え続けている。

動物と人間を分かつものは人によって異なるだろうが、私は人間以外の動物には呵責が見られないこと、他の動物から感化を受けることがない点に注目する。このことは当たり前のように聞こえるが、人間は他の動物には見られない同じ種（人間）に対する残虐な行為を繰り返してきた珍しい存在だ。現在の世界でも多くの国で日常茶飯事のように残虐な行為が行われている。人間が本質的に残虐かどうかは別にして、人間は同じ種（人間）に対して助け合うこともできる存在だ。その助け合いの精神を育むきっかけは前述の感化を受ける機会の豊富さもその一つである。

私は介護の世界で一部のヘルパーの仕事ぶりに呵責を感じることが少ない、あるいはまったくないような人を見て、人格形成期に人から感化を受けたり、本や音楽、そして映画から感化を受けたことがないのではと思うことが多い。幸福度の低いヘルパーが不幸度の高い人をケアーする事例が今後、ますます増えていく。虐待や放置、不要な手術の事例も増えていく。人が人に優しい社会が将来的に現実化するかどうかは分からない。その点では私は悲観的である。環境問題の深刻性が将来的に緩和されるかどうかに関しても私は悲観的だ。アランは、悲観主義は気分の問題、楽観主義は意志の問題だと言った。意志の問題とするなら何をどのようにするかが問われるが、日本の若者は受験勉強やゲーム、漫画の世界にどっぷりつかり社会問題や政治に対する関心が低い。

私たちの世代にも受験や漫画、ゲームはあったが政治に対する関心も人によっては強いものがあった。ケネディ、ゲバラ、ウイリー・ブラント、ホーチミンといった政治家や革命家の生き方に感化をうけることができた時代だ。二〇一五年にシリアからの大量の難民を受け入れたドイツの首相のメルケルは立派な政治家だと思うが、彼女の存在によって感化される日本人はあまりいない。グレタ・トゥンベリさんは環境問題で多くの若者を行動に駆り立てた。彼女が呼びかけたデモに参加した若者はイタリアやドイツでは数百万に上ったようだが、日本では五〇〇〇人程度に終わった。この差は単なる言葉の違いだけの問題ではない。人からいい意味で感化されるような感受性が育ちにくくなっているかもしれない。しかし、特定のイデオロギーの感化でいくつかの主要国で全体主義の運動が起こった一九三〇年代に比べると感化を受けにくくなったことはマイナス面ばかりではない。

しかし、自分の言動に呵責を感じない、人からの感化を受けない、食べることが何よりも楽しみな人が増えているように思える今の時代は私には不気味だ。イデオロギーに感化された人々が下から全体主義を支える時代ではないが、政治に無関心な人々が、エスタブリッシュメントが望むような社会の安定に寄与している現状に、私は閉塞感だけでなく危機感を覚える。この閉塞感は人を不機嫌にし、不満の矛先を力のある者には向けず、抵抗力の弱い、あるいはまったくない人に向けやすくなっている。

第六章　コロナ禍の中のパチンコ業界と介護業界

コロナ禍が広がるとともに、パチンコ店の営業が問題視されだした。しかし、営業の自粛以前に多くのパチンコ店は閑古鳥が鳴いていた。

パチンコ店でクラスターが発生したという事例は報道レベルではなかった。パチンコ店での密集、密接の危険性は、自粛要請に従わずに漁夫の利を得るかのようにして営業を続け、他府県からも客が殺到したパチンコ店で生じるという皮肉な結果を生んだ。近年のパチンコ店は遊技機の稼働率が平均で二割にも満たない店舗が大多数だ。九割以上の店が営業を自粛すれば依存症化したパチンコファンは営業を続けている店に殺到することは目に見えていた。近年のパチンコ店の大型化は、固定費の増大化を伴った。台数規模によって異なるが、千台規模のパチンコ店が休業をすれば一日当たり一〇〇万単位（巨額の借り入れに対する金利負担が他のサービス業に比して大きい上に設備産業でもあるパチンコ店では高額化した遊技機の減価償却費も大きい）の損失が生じる。その固定費に逸失利益を加えればその数値は倍以上になる。平均的なパチンコ店の損失規模の大きさは他の営業自粛を要請された平均的な飲食業に比べて〇が一桁異なると言っても過言ではない。その上に、飲食業は休業補償を申請できるがパチンコ店ではそれができない。一律一〇万円給付は、お金に困っていない人にも行われる。これは平等を重視した結果だろうか。もし、そうなら休業補償の平等性は、パチンコ店の場合は無視されたのであろうか。テレビ報道ではコロナ禍で営業不振に陥った飲食店業者のニュースはよく取り上げていたが、コロナ禍で困っているのはパチンコ店も同様だ。パチンコは不要不急の営為だから営業自粛が当然だという考え方はパチンコ店側の人間もインタビューでは表明をしていた。不要不急のドライブで排気ガスをまき散らしても誰もドライブをするな、自粛しろとはいわない。交通事故で毎年世界中で亡くなる人の数は世界各地の戦闘行為で亡くなる人の数を上回る。日本では人身事故だけでも年間三〇万件前後起こる。その人身事故で年間数千人が亡くなり、事故の後遺症で障害が残る体になる人も多い。しかし、自動車そのものや自動車製造会社は批判や攻撃の矢面に立つことはない。人間にとって危険なのはコロナも自動車も同じである。私たちは選別的に危険が強調される世界に生きている。コロナ禍がこれほど騒がれるのは、人命への影響だけでなくその経済的ダメージの大きさが予想されるからだ。経済第一主義の考え方に立つと自動車の危険性は強調されない。ドライブの不要不急が許容されるのは、ドライブによってリフレッシュできる人がいるという考えで正当化できると考える人もいる。そのドライブでリフレッシュする人が事故を起こし相手を死なすこともある。パチンコは不要不急だから休業しないと店名を公表するだとか、休業補償の対象外とする考え方は危ういものを秘めている。パチンコが不要不急だというのはパチンコをやらない人には最な理由だが、パチンコを必要とする人もいる。

不要不急だから営業を自粛しろというのは誰にでも説得力を持つものではない。一方、全国の介護事業所でクラスターが発生しているにも関わらず、介護事業所を緊急事態宣言の間、閉めろという声はどこからも聞こえない。感染リスクの危険性が高いからといって営業を自粛できない。老人ホームの利用が止められると本人だけでなくその家族も困ってしまうからだ。この場合の困り方は危険性を顧みる余裕がないほど死活的だ。老人ホームでも認知症者の人は症状を訴えることはないので、症状を訴えることができないそういう人が困った事態に陥らないように看護師の常駐が義務化されている。あるいはヘルパーによる検温が行われている。しかし、そういうルーティンワークはスタッフの確保が恒常的にむつかしい施設では徹底できないこともあり得る話だ。介助する時に相手の手を握ったり、耳の聞こえにくい高齢者に顔を近づけて話さなければならない。そういう点では老人ホームはパチンコ店より危険な場所となりうる。

要は、必要性は少ないが危険性は高いと考えられるパチンコ店だから、不要不急の行動を抑制する名目で感染の広がりを絶つという考えなのだろうが、一方では危険性は高くとも必要性の高い介護施設は営業自粛を要請されない。この不平等性を支える考え方が何であるか私にはよくわからないところがある。実際に自粛が始まってみると我々の日常の行動は不要不急のものが多いと改めて気づかされる。お金があり過ぎるから毎日でも高級デパートで買い物しないと時間が持たない人もいるかもしれないが、デパートが営業自粛したからと言って誰も死活的には困らない。

要するに私たちの日常の行為にはパチンコに限らず不要不急のものが多く、所得格差を反映した行動パターンの違いも大きい。別の面から見ると現在社会の経済活動の性格の特色は不要不急をビジネス化し、一方では所得格差の広がりを背景としたビジネスの隆盛が見られる点に求めることができる。それがなくても死活的には困らないものを大量に生産し続けることによって経済成長が維持される。商品の氾濫と所得格差の拡大は経済のグローバル化によってピークに達した。その経済規模の大きさをもたらしたグローバル経済は今回のコロナ禍と地球温暖化を生み出した元凶でもある。これだけ人が好き勝手（大量生産、大量消費、大量廃棄）をやっているのに自然からのしっぺ返しは地球温暖化しかないと高を括っていた私たちに、今回のコロナ禍は「行動変容」を迫っている。グローバル化と並んで行為の依存症化が経済成長を生み出す一つの要因である。ある人にとって不要不急のものが他の人にとって必需となるには依存症化が前提となる。ゲームやたばこにアルコール、ショッピングやパチンコ、極端の場合は薬物依存（アメリカでは毎年六万人が亡くなる）等、現代人の多くが程度の差はあっても何らかの依存症化した行動パターンを示す。依存症化した人によって生み出される需要が支える市場が存在する。人が依存症化した行動パターンを取る理由には人間の本性に由来するものや、当該社会における孤独と退屈（孤独はともかく退屈の心理は社会の性格や様態によって異なる）、人間や社会に対する信頼感の喪失等がその背景にある。社会単位（村社会から国民国家へ）が大きくなればなるほど、人間間での親密性や連帯性は失われる。物質的な豊かさが実現し余暇時間がふえても何をしていいか分からない退屈が人々の行動を惰性化する。惰性から依存症への転落は人によっては早い。パスカルは言う。「人間の問題は、部屋で一人じっとしておれないことから生じる」と。このようにみてくると人間の幸福とものの豊かさはトレードオフの関係に立つ面を有する。室内で音楽を聞いたり、読書をしたりして充足感を得ることができれば幸福を見出すことができる人がいる。しかし、物づくりの社会にあって付加価値を高める（経済成長）には物の生産を増やすことが中心だ。しかし、作家や作曲家の創造したものを読む、聴くことを通して本やＣＤに自分だけの付加価値を付与していくことは今後、ますます重要になってくる。

一方、今回のコロナ禍が明るみに出した「真実」は、これもグローバル化した経済や社会のあり方を反映したものだ。豊かな国のアメリカやイギリスでコロナウイルスによる死者数が多いのは黒人人口や移民人口の割合の高さを反映したものだ。アメリカの保険未加入者四五〇〇万の内、貧しい黒人や移民はそもそも医療へのアクセスが困難だ。さらにそういう人たちはサービス経済化した社会で人が密集する場所で働く人が多い。感染しやすい場所で働き、感染しても医療アクセスすらむつかしい人たちが世界一豊かなアメリカでも一〇〇〇万人単位で存在する。そして、医療制度にアクセスできても患者で一杯の病院で金持ちや有力者と変わらぬ医療を受けられる保証はない。今のところ、高齢者より若年者の命を救うことを重視せざるを得ないような事情が海外の医療現場では生じているようだ。つまり、コロナウイルスは誰にでも感染する平等性をもったウイルスだが感染リスクは貧困層の方が高い。つまり階級社会の不平等性が実質的に感染リスクの不平等性を生み、治療機会の不平等性を生んでいる。豊かな社会で貧困からの脱却がむつかしい人たちが感染リスクにさらされ、希望の持てない状況が依存症行為（ここではニコチン、アルコール、薬物、ギャンブル）に走らせる。階級闘争なき階級社会の実相がここにある。

今回のコロナ禍によって介護施設が感染症リスクにさらされやすいことが明らかになった。少なくともそういう風評がすでに口端に上っている。こういう風評の広がりは新たに介護業界に参入する新規ヘルパーの数を抑制する方向に作用する可能性がある。一方、コロナの影響により経済活動が全般的に低下した場合、就業機会の減少がおこる。そういう状況下ではこれまで介護職に注目しなかった人たちの雇用の受け皿となる可能性もある。今後、ますます増え続ける要介護の高齢者に対応できるだけのヘルパーの確保がむつかしいと業務レベルは低下する。低下した業務レベルが初動の危機対応を遅らせ危機を拡散させる可能性が現場によっては問題として生じてくる。介護職は今回のコロナ禍をきっかけに新たな４Ｋ（危険、臭い、きつい、きたない）の危険な職場として受け止められ始めている。実際、ヨーロッパ諸国でのコロナによる死者の三～五割が介護施設の高齢者で占められている。

日本人の個人資産の総額は一七〇〇兆円。国民一人あたりにして一五〇〇万円。日本人の五〇%は一律一〇万円の給付がなくても困らない。その一〇万円が支給されないと困る人が半数近くいるとするなら、こういう所得上の分断が是正されないままでいると、人々の間での生活不安や不満は収まることがない。不満や不安が充満した社会の介護施設で高齢者を心から労わることが普通の人間にできるのかどうか私にはわからない。私の職業体験の範囲でいえばむつかしいかもしれない。人間社会に公正性、平等性が必要とされるゆえんである。ヘルパーの多くはパートタイマーである。時給一五〇〇円が平均時給になれば、職業倫理として業務に精進する姿勢はより強固になる。人手の確保と労働密度の強化が今後ますます重要な課題となるので、介護の現場に人が集まり、より人に優しく運営されるようにするために金銭上の待遇を上げることは唯一の取り得る現実的手段である。新自由主義は高額所得者に対する課税率が高いと勤労意欲が失われて社会から活力が失われると所得の重要性を強調する。所得の重要性は低所得者にとっては一層切実である。収入の高さとやる気が比例関係にあるのかどうかはともかく、安心して働けないような収入では本人だけでなくその人たちが世話をする人たちも困る事態が劇的に生じる可能性を今回のコロナ禍は示した。

今回のコロナ禍が明らかにしたことの一つは先進社会がいかに余暇時間を産業的に組織しているか、そして、産業として提供される観光や娯楽産業、飲食産業がなくとも、あるいはショッピングの機会がなくとも人は死活的には困らない、困るのはそういう死活的でないことを事業化して経済を支える仕組みであり、その中で働く人々である。そして、そういう先進国の仕組みがこれまで体制の安定をもたらしてきた。古代ローマより統治の鉄則は「パンと見世物」であった。グローバル化経済化した社会でその「パンと見世物」の供給は最大化した。しかし、その安定は不安定と表裏一体であることが、今回のコロナ禍は誰の目にも明らかのものとした。

一方、核家族が基本の現代社会では老いた親族は老人ホームのようなところに住み、他人の世話によって生き続ける。その老人ホームの感染リスクが高いからといって、騒ぎが収まるまで施設を閉めるというわけにはいかない。その老いた親族を元の家族に戻すわけにはいかないからだ。このようにみると現代社会が、対応がむつかしい問題を生み出し、その問題を未解決のまま抱えながら経済的には成長を求められ続ける社会であることが分かる。未解決の意味は解決のための合意形成がむつかしく政策的に結実しないからだ。地球温暖化は自然エネルギーの比率を高めることによって緩和されることが明白だが、自然エネルギーの供給が増え続けると石油産業が不要不急となってしまい、その分、短期的には経済の減速が起こり、石油産業従事者が生活困難に陥ってしまう。十九世紀以降の科学の成果の汎用化と結びついた資本主義の発展は同時に医学の発展と結びついたものだった。医学の発達はさまざまの疫病を克服し、発展途上国での幼児死亡率を劇的に下げた。その結果、途上国で人口爆発が起こり、早晩、大規模な水不足と食糧不足が起こる可能性が高いようだ。一方、先進国では産業としての医学の発展が人口の高齢化比率を高め、それはそれで過去にはなかった問題を新たに生み出し続けている。親の介護で残りの人生が尽きてしまうような「介護離職」者の問題はその一例に過ぎない。親孝行が最大の喜び、幸福感をもたらすとは言っても人が長生きすることによって本人だけでなく親族も苦労する時代を私たちは今生きている。人がサバイバルすること自体がむつかしかった時代が人類史の大半であった。そういう時代は生きていること自体が慶賀であった。ただ長く生き続けることが素晴らしいという価値観や思想で理論武装をできる人にとって、現代社会は最高の社会であるが、そのように思えない人もいる。政府の言う人生一〇〇年時代は年金支給開始年齢の引き上げの思惑と結びついたものだ。高齢者が増え続ける一方、既得権や自然の開発利用を最大化する経済社会の仕組みが次世代の負担増（税負担や自然災害の増加……）を意味することも明白だ。このように現在社会だけでなく、現在社会と次世代の社会の平等を担保する仕組みも今のところ私たちは持ち合わせていない。このように考えると私たち（六十歳以上）は私たちの行為（消費や政治的選択に基づく）の結果の責任を痛切に問われることなく生きられる可能性がある。まだ社会の破綻や破局にいたるような大きな混乱は二〇年後だと楽観視できるようなところがある。

受動喫煙の害が身近なものと理解され、嫌煙権が確立した。今のところ地球温暖化の被害は二酸化炭素の排出量の少ない途上国やアフリカで顕著のようだ。つまり「受動喫煙」の被害はそういった国で起こっている。ここでも、私たちの行為の結果の負担（責任）は不平等に表れている。豊かさを生み出す社会の仕組みの成果が当該社会の万人に平等に享受されず、一方では地域間、世代間の不平等を内在化あるいは構造化する。

社会の発展（物質的豊かさが行き渡ること）とその発展した社会に生きる人々の幸福が結びついていた、少なくともそういう幻想が可能であった歴史観や社会観は今までも揺らいだものであったが、今回のコロナ禍はその揺らぎがさらに加速されるきっかけとなった。

揺らぎや社会的不安が政治的不安定を生み出すと権力は発動されやすい。そういう中、権力が不要不急を選別し、人がそれに異議や疑問を挟むことなく唱和しだすと、誰かが排除され差別される可能性はいつでもどこにでも開かれている。

あとがき

あいりん地区職安の待合室で知った女装の男性の近況を伝えることで「あとがき」に代えたい。この男性は時々大声を出して周りの人に迷惑がられた。しかし、この待合室で休憩をしたり、仮眠をする人は彼に迷惑だからといって難癖をつけない。逆上されても困るからかもしれないが、人生のどん底に突き落とされた人は他人の挙動に無関心か同情的である。

ある日のこと、彼が大声を出すので清掃夫に促されてその男性に注意をしたことがある。「大声出してどうしたの?」と訊くと「自分は精神病院に入っていたから時々、我慢できなくて大声を出すんです」と彼は応えた。「ほかにも人がいるから静かにするように」と言うと、彼は「はい、わかりました」と答え、その後は大人しくしていたが、三〇分ほどして彼は待合室を出て、その日は戻らなかった。

数日後、ワンピースではなく、セーターとズボンをはいたその男性を待合室の前の路上で見かけた。待合室に入った後、彼は交通誘導している私のところに来た。そして私に挨拶をした。彼の口元はカサカサであった。「仕事が決まりました」と言うので、「え、どんな仕事」と私は聞き返した。彼は私のその質問に一瞬ひるんだようであった。彼が答えないので、再度「どんな仕事」と訊くと、彼は、ばつが悪そうに「生活保護が決定しました」と答えた。

それを聞いて、わたしはまずい訊き方をしたと思ったが、こんな場合は、止むをえまいと思いなおした。人によっては、彼の異常な挙動に対して強い物言いで迫った人もいたが、私には彼の挙動の異常さは彼の心の苦しさ表わしているものと事情を察して特に強くは彼に注意しなかった。

その私の対応が彼に私への感謝のようなものを生み、挨拶となったことは見て取れた。これで彼も風呂に入れるようになり、食事も多少はまともにとれるようになると思うと私はどこかほっとした。自発的にか、強制的にか、彼は精神病院に入るという過酷な経験をした。人に苦しみを与えるのは往々にして人だ。彼の苦しみは生活保護の資格を得たからと言って、そう簡単には消えてなくならないだろう。

私のような年齢になると、人の心ない言動が、人の心を取り消しのつかない形で痛めつける、そのような話を聞いたり、直接知ったりするとどこか心が落ち着かなくなる。この世から暴力や心理的暴力がなくなる日が来るのかどうかは私にはよくわからない。おそらくむつかしいであろう。私にできることは私の言動が理由で人が苦しまないようにして生きることだ。

幸い、私は在日韓国人二世として生まれ育ったので、大きな会社や組織に属したことがなく人間関係は限られていたので、人を傷つけるような機会はあまりなかった。人を傷つけなくてすむ人生は幸福だと思う。私がそのことに気づいていないだけで私が苦しめた人もいるかもしれないが、私がその幸福を享受できるかどうかは私の意思にかかわっている。私は活字の世界を通して、あるいは仕事を通して知った、困っている人の存在に何かできる人間ではない。しかし、人を困った状態に追い込まないようにすることは私にでもできるという思いで今を生きている。

物欲（所有欲）の強さ、購買欲の強さ、人口規模が経済成長を生み支える。グローバル経済は物欲を最大化する。人によっては物欲（所有欲）が充足されないで不満をためやすい経済社会体制でもある。不満が昂じて不満のはけ口を人に向けやすくする社会でもある。物欲が心の中心にあるより、感性的なものが心の中心である方が、人に優しい社会になると思う。私は、人の幸福と自分の幸福は分かちがたく結びついていると考える人間である。人の幸福を願うことは自分の幸福を実現することでもある。私は幸福な人間になりたい。

李達富（イ・ダルプ）

1952年、大阪市生野区生まれ。

1977年、大阪外大朝鮮語科卒業。

共訳書：『歴史が医学に出会う時』（医学史から見る韓国社会）（黄尚翼著、関西学院大学出版会）

掲載文　ある民族運動の軌跡＝「民民統」の蹉跌、『抗路3号』

生きるのも死ぬのもむつかしい社会のお話し＝在日社会の変容と介護の世界、『抗路5号』

個人編集「在日の歴史」『抗路6号』

急性ギャンブル中毒の時代

——自殺者３万人時代の検証——　　定価：本体価格 1,500 円＋税

2020年7月15日　第1刷発行

著　者　©李　達　富

発行者　高　二　三

発行所　有限会社 新　幹　社

〒101-0061 東京都千代田区神田三崎町 3-3-3 太陽ビル 301

電話：03(6256)9255　FAX：03(6256)9256

mail：info@shinkansha.com

装幀・白川公康

本文制作・閏月社／印刷・製本（株）ミツワ印刷